看京城名医的"小秘方 大疗效"

一个小方
一份健康

主　编◎陈文伯　陈　新

陈文伯　（国家级名老中医
　　　　　"京城名医馆"馆长）

陈　新　（学术传承人、京城易
　　　　　安中医药研究院院长）

U0227391

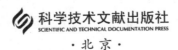

科学技术文献出版社
SCIENTIFIC AND TECHNICAL DOCUMENTATION PRESS
·北京·

图书在版编目（CIP）数据

一个小方，一份健康/陈文伯，陈新主编．—北京：科学技术文献出版社，2013.1（2023.11重印）

ISBN 978-7-5023-7627-7

Ⅰ.①一… Ⅱ.①陈… ②陈… Ⅲ.①土方-汇编 Ⅳ.①R289.2

中国版本图书馆 CIP 数据核字（2012）第 255088 号

一个小方 一份健康

策划编辑：付秋玲　责任编辑：付秋玲　责任校对：张吲哚　责任出版：张志平

出 版 者	科学技术文献出版社	
地 址	北京市复兴路 15 号　邮编 100038	
编 务 部	（010）58882938，58882087（传真）	
发 行 部	（010）58882868，58882874（传真）	
邮 购 部	（010）58882873	
官方网址	http://www.stdp.com.cn	
发 行 者	科学技术文献出版社发行　全国各地新华书店经销	
印 刷 者	北京虎彩文化传播有限公司	
版 次	2013 年 1 月第 1 版　2023 年 11 月第 8 次印刷	
开 本	710×1000　1/16 开	
字 数	184 千	
印 张	14	
书 号	ISBN 978-7-5023-7627-7	
定 价	29.00 元	

版权所有　违法必究

购买本社图书，凡字迹不清、缺页、倒页、脱页者，本社发行部负责调换

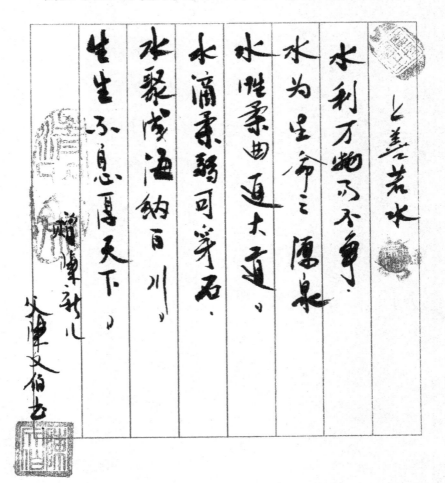

上善若水

水利万物而不争，

水为生命之源泉，

水性柔曲通大道，

水滴柔弱可穿石，

水聚虚海纳百川，

生生不息享天下。

赠陈新儿

父陈文伯书

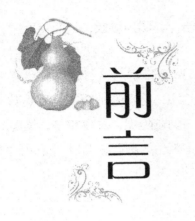

前言

　　我出生于中医世家，学龄时期，常跟先父一起住在医院，经常看到病人到中医眼科门诊候诊，先父用神奇的"压葫芦"底部，装入中药水丸，兑入适量的白开水，融化水丸，将此药葫芦扣在患者的病眼上，十余分钟后，用长钝针在葫芦底部放气，把药葫芦拿下，眼病立即好转。先父说：这个药葫芦可以治疗不同的眼病，用不同的水丸与热水混合，利用其气，药物蒸发后，药到病所，病随药愈。听到很多病人议论用此方法治疗眼病有奇效，我由衷地感到骄傲。此后，便在我心里埋下了一个强烈的愿望，长大以后也要当一名为人治病的大夫。

　　我认为要成为一名名副其实的中医大夫，首先是用中药来为患者治病，要以中医学术为基础，以治病疗效来说话。吃了药，人还活着，能工作了，能生活自理了，这就是我国传统中医最有效的证明，也是我国传统医学最为科学性的表现。说到底，也是病人的健康和生命永远是最为重要的。

　　中医传统有很多有效的治疗方法。先父1950年曾患暑温挟风（脑炎），病后遗留双目斜视、神情呆滞，后来用家传秘方"全蝎、僵蚕、冰片"配成药面，每日闻鼻数次，数月后，双目斜视痊愈，目光有神，年八旬看书写字仍不减当年。

　　还有的病人阑尾炎反反复复，我结合自己的临床经验，自拟五子汤，包括冬瓜仁、瓜蒌仁、甜瓜子仁、薏苡仁、桃仁治疗，屡用屡效，从而免除病人手术之苦。

如今我虽已年逾70，但仍在忘我的工作，坚持日常门诊，始终实践着古人孙思邈《大医精诚》中的训诫："凡大医治病，必当安神定志，无欲无求，先发大慈恻隐之心，誓愿普救含灵之苦……勿避险巇，昼夜寒暑，饮渴疲劳，一心赴救，无作工夫形迹之心，如此可谓苍生大医"，并以"医以民为天"作为自己的座右铭。

目录
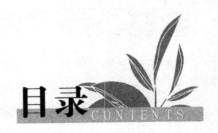
CONTENTS

儿科小验方

大国医陈文伯之健康养生堂

养生保健吃什么做什么

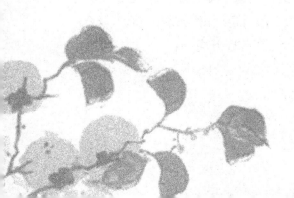

第一章

生活小验方，
小症一扫光

巧用香菜根，
感冒高烧被赶跑

> 主要适应证：秋冬季感冒的治疗和预防
>
> 小方组成：葱根3～5克，香菜根3～5克，白菜头10～15克，生姜3～5片，茴香根3～5克
>
> 用法与用量：每付用100毫升水煎两次，混匀后每天分两次服用，可以有效预防感冒

一位45岁左右的王大姐，只要到季节变换、气温变化就会连续打喷嚏，流鼻涕，咳嗽，咳痰，平时在家还好办，准备一大卷纸巾就可以了，可是到了工作的地方，连续打喷嚏，流鼻涕严重的影响到了工作，到医院拿了点西药，吃了一段时间有所好转，等停药症状又出现了，大姐还是很怕吃中药的，然后就找到了我，想让我给她介绍一个既可以治病，又容易接受的药。

我详细了解了她的病情后，分析了一下，王大姐出现感冒时主要是在天气变化较大时，身体自我调节能力较差，用中医的理论来说就是属于卫气虚，护卫机体、防止病邪进入的屏障太虚弱了。而要积极预防感冒就显得比治疗已得的疾病重要的多了，所以我给她介绍了陈氏五虎汤。

按照陈老的五虎汤的服法，王大姐每天用100毫升煎两次，混匀后早晚各服100毫升，服药后再吃饭，吃完第一次后，王大姐就说觉得浑身上下暖暖的，后来又坚持服用了几天，打喷嚏，流鼻涕都有所好转。

五虎汤里的每味药都有辛温、解表的作用，但是不像平常我们中药里麻黄、桂枝之类的发汗解表药的发汗力量那么大，可以缓慢的微微发汗，让病邪缓缓去除。既可以达到去除病邪的目的，又可以不伤卫气，就是中医所说的"驱邪而不伤正"。

另外一个方面五虎汤还有振奋卫气，达到提高抵抗力，预防感冒的目的，就像是为身体提供了一个屏障，让感冒无孔可入，可见五虎汤是一个防病治病的必备良方。

现代药理研究证明，葱、香菜等的特殊气味，来源于其中含有的挥发油的有效成分，它们的这种成分对人体的汗腺具有强烈的刺激作用，激发汗腺努力工作，人体出汗时体内的毒素排出体外就快一些；其次，出汗时，人体交感神经兴奋，心跳加快、呼吸加速、体内的白细胞和其他抗体所组成的人体防御系统功能也提高了，这些情况，使得感冒得以缓解。此外，这些挥发油成分能刺激上呼吸道，使黏稠的痰液和鼻涕更容易排出体外，缓解了感冒的症状；激化人体消化液的分泌作用，达到健脾开胃，增进食欲的功效，从另一个层面增加了人体的正气。

最近见到王大姐，她自己说现在不像以前那样容易感冒了，而且这些药材都很容易找到，既实惠又有效，是一个很好的适用像她这样容易感冒的人。

中医小窍门

如何区分风热、风寒感冒：风热感冒：发热时身上有汗，嗓子疼、痰是黄色；风寒感冒：发热时身上无汗，嗓子不疼，较痒、痰是白色。

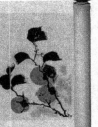

头痛独家小秘方，
药物、按摩皆有方

适应证：无论外感、内伤和外伤头痛均有良效
小方：全蝎定痛散组方：全蝎30克，麝香1克，冰片1克，人工牛黄1克
制法：混合在一起研磨，可过100目筛。**用法：**蘸取少量，用鼻吸入
禁忌：孕妇禁用！包括其中的药材也不要接触！
穴位：列缺

　　一位40岁左右的李女士，经常犯头痛病，去各个大医院检查，一切检查都正常，就是找不到头痛的原因，医生诊断为头痛原因待查，之后李女士还是经常会犯头痛病，而唯一的解决办法就是吃止痛片，但是等到头痛严重发作时，吃几片止痛片都无济于事，于是她找到我的一个亲戚联系到了我。

　　我详细了解过她的病情后，得知她头痛发作时大多都是头偏左侧疼痛较重，连带左面颊、后头部都有疼痛。开始吃完止痛片后疼痛慢慢缓解了，但是不能彻底治疗，着实让她觉得担忧。

　　得知这些，我了解到，这位李女士头一侧及后头部疼痛与气血不通、血瘀有一定关系，中医认为疼痛的来源就是两种，一是"不通则痛"，一是"不荣则痛"。"不荣"的意思就是人体像一块土地上种的庄稼，当得不到水的润泽浇灌就会变得干枯，都是因为没有水的滋润。而"不通"则是指当水渠被堵塞以后，庄稼当然也就不可能生长了。要想彻底治疗头痛就必须区分不荣与不通。

　　具体来说结合刘女士的紫暗舌和弦脉，可以断定她属于血瘀型，因为她畏惧吃中药，于是给她用了全蝎定痛散以鼻吸的方法治疗，并嘱咐她头痛急性发作时可以找到列缺穴进行揉按。

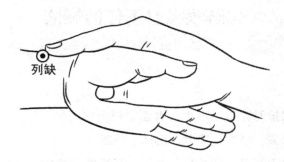

列缺

　　列缺穴取法：大拇指对着这个腕骨，然后两手交叉，食指对着这个小骨头，稍微平有一点小凹陷处，这就是列缺穴。具体做法：双手交替按揉列缺穴120次，可以起到缓解头疼的目的。

　　半月后见到刘女士，据她说最近这几天头痛发作的次数少了，也没以前疼痛得严重了，现在仍在继续用药。每次疼痛发作时按压列缺穴就有很大的缓解。

　　过了一段时间，又碰到李女士，她现在心情很好，觉得头痛不再犯了，浑身都轻松了不少，家里和同事都说她脸色红润了，越来越爱笑了。之后头痛几乎不再发作了

3

咽喉、天突小穴位，帮您化解咳嗽忍不住的烦恼

症状： 关键时刻咳嗽不止，需要立刻止咳

取穴： 天突、膻中、定喘、肺俞、咽喉

咽喉： 位于第三、四掌指关节间，靠近第三掌指关节处。

膻中： 正中线与两乳头联线的交点，女性取第四肋间隙之中间取穴

定喘： 俯卧位或正坐低头，穴位于后正中线上，第七颈椎棘突下定大椎穴，旁开0.5寸处

肺俞： 俯伏，在第3胸椎棘突下，督脉的身柱穴旁开1.5寸处

天突： 在颈部，当前正中线上，胸骨上窝中央

　　相信很多人都会遇到过这样的情况，就是在你越是想忍住咳嗽时就是忍不住，有时还会影响正常的工作，生活和学习，比如你就是个老师，上课时止不住咳嗽怎么办，晚上咳嗽得睡不着也是个很烦心的事，更有甚者在咳嗽时胸腔内剧烈震动，胸部肌肉，黏膜等损伤有时还会痛！咳嗽给很多人带来了巨大痛苦。

　　寻找到一个简单而有效的解决办法就显得尤为重要，曾经有一位38岁的病人，长期顽固性咳嗽，一开始按感冒和咽炎治疗，服用抗生素，时好

时坏，始终无法根治。干咳，基本无痰，不发热，无鼻涕，总是感觉咽部发痒，不舒服，症重时持续性咳嗽，直到吐出胃部酸水儿或咽部黏液，遇冷、热、粉尘、异味等刺激性气味会加重，着急上火生气时加重。这一次是春节期间感冒发烧后开始，直到现在没有好转，在多家医院诊治过，有的说是慢性咽炎，吃了药也不行，有的是说是过敏，开了抗过敏的药，吃两个疗程仍然不见效，还做雾化治疗一个半疗程不见效。最终托人找到了我给她诊治，经过一番望闻问切之后，我确定她属于慢性咽炎，也就是中医所说的梅核气，这病的主要原因就是肝气不舒，和情志有关，正好和这位女士的症状吻合，着急生气后加重。

宋代杨士瀛在《仁斋直指方》中说："七情气郁，结成痰涎，随气积聚，坚如块，在心腹间，或塞咽喉如梅核，粉絮样，咯不出咽不下，每发欲绝，逆害饮食。"梅核气相当于现代医学的咽部神经官能症、慢性咽喉炎等，不影响进食，往往是闲暇无事或情志不畅时症状明显，而在工作紧张时、睡眠或专心做事时可以完全消除。

考虑到咳嗽对病人生活工作的影响，需要一种简单有效的方法及时止住咳嗽，于是我建议她在咳嗽时用力按压天突穴，直到不咳嗽为止，同时可以配合膻中、定喘、肺俞、咽喉诸穴。

天突穴位于胸骨上窝中央。拇指垂直于胸部按压，以出现酸胀感为宜。每次按压要持续几秒钟，按压10～20次，可以起到镇咳平喘的作用。天突穴属任脉，这个穴位是人体真气之源的交通要道，内应肺系，外通气窍，为气息出入之要塞，具有宣肺平喘、清音利痰、行气利咽、宽胸理气、降逆化痰、宁心安神的功能，对咽喉部的多种疾病都有很好的疗效。在按压穴位的时候，同时如能再配合恰当的心理调节，少食煎、炒、辛辣食物，效果则会更佳。

经过一个月的调治，病人咳嗽症状缓解了很多，心情也好些了，基本咳嗽止住了。

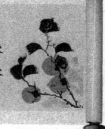

此外，凤凰蜕、凤凰衣是生活中非常不起眼但却作用不凡的边角料，其实它们就是鸡蛋的壳和鸡蛋内膜。鸡蛋壳治中耳炎：用香油炸鸡蛋壳，油凉后把渣去掉，然后向耳朵中滴3～5滴就可以治疗中耳炎；而鸡蛋内膜晾干磨成粉冲水喝，对治疗久治不愈的咳嗽效果也非常好。

穴位小贴士

　　膻中、定喘、肺俞、天突穴位见上一篇。咽喉穴定位于第三、第四掌指关节间，靠近第三掌指关节处（掌指关节就是掌骨与指骨之间的关节）

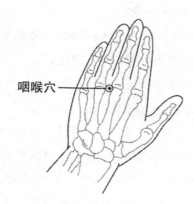

咽喉穴

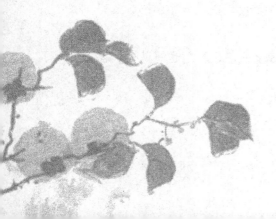

> **症状：中暑**
>
> **小方：风油精**

　　近几日，天气十分燥热，太阳火辣辣地释放着热量，简直都快把地面晒出油了。附近的学校里操场上喜欢体育课的男孩子们仍然是生龙活虎的，像往常一样跑啊跳啊的，汗水打湿了头发，还有衣服，他们也都全然不顾。我有的时候碰上了，告诉他们天气太热的时候打篮球或者跑步的同学别太猛了，可这群生龙活虎的同学哪里听得进去啊。

　　有一次我看见一个身体胖的同学不禁热，比别的同学留的汗也多，都快流成小河了，大概是想减掉身上的"肥肉"吧。突然小胖子身子一斜，栽倒在地上。看到他面色煞白，旁边的同学说"是不是热的中暑了。"我赶紧让其他的同学把他扶到阴凉的地方，并告诉他们去找一条毛巾沾水给他冷敷一下，如果有风油精的话，可以给他涂抹在太阳穴。过了一会儿，小胖子缓过劲了。后来学校专门向我约了一篇稿子，给同学介绍一下预防中暑的小知识。

　　和普通人相比，一些身体素质较差或有其他疾病的人更容易出现中暑问题，所以在炎热的天气里自己和家人就更要注意。老年人由于皮肤汗腺萎缩和循环系统功能衰退，肌体散热不畅。孕产妇因为怀孕或产后体力消耗大，身体虚弱，如果逗留在通风不良、温度较高的室内，就容易中暑。婴幼儿的各系统发育不够完善，体温调节功能差，皮下脂肪又比较多，对散热不利。

炎热天气还会使心血管病患者的交感神经兴奋，加重心血管的负荷。尤其是心脏功能不全的，他们体内的热量不能及时散发而积蓄，所以容易中暑。

糖尿病人的机体对内外环境温度变化反应迟钝，虽然热量已经积蓄在体内，但病人的自觉症状却出现得较晚，易引起中暑。

患一些感染性疾病的患者，因为细菌或病毒性感染可以使人体产生内源性致热原，让机体产热加速。炎症还能使机体释放出一些物质，使血管痉挛收缩，更不利于散热而容易中暑。

营养不良的人因为营养素的缺乏使血压下降，反射性地引起血管的收缩。他们还容易反复腹泻，导致脱水和电解质紊乱而中暑。

了解到这么多的易感人群，大家就更应该提前学会如何预防中暑，为家人提供更舒适的生活。我在这里教给大家，其实预防中暑很简单，一瓶小小的风油精就可以解决问题，它的组成有薄荷脑、樟脑、桉油、丁香酚、水杨酸甲酯，功能主要有清凉、止痛、驱风、止痒。平常用于蚊虫叮咬及伤风感冒引起的头痛，头晕，晕车不适。

它还有其他很有用处的地方，预防中暑就是其中之一，可以将风油精涂抹于两侧太阳穴处，能有效的预防中暑。预防感冒可以将其滴两滴到水中饮用，预防晕车可以将其涂抹于鼻孔。

希望这个预防的小方子，可以给大家带来更多的清凉。

另外风油精还有好多功用，我在此一并也介绍一下：比如治疗咽喉疼痛，用法是取风油精2～3滴（老人、小儿酌减）口服，慢慢吞下，不可用水送，每天5次。咽喉红肿者，加服牛蒡子水效果更好。一般咽喉疼痛连用5次即可治愈，较重者可多服几天.

　　另外一个功用是治疗小儿高热。用法是以风油精1毫升加十滴水1毫升，加冷开水20～30毫升，搽浴宝宝四肢两侧、背部、腋下、腹股沟及四肢关节屈侧，边搽边揉，约7～8分钟，15分钟后进行第2次搽浴。

5
口含白冰糖，
口腔溃疡一扫光

主要适应证：口腔溃疡

小方组成：黄柏，白糖

用法与用量：将黄柏面与白糖1∶1混匀外用，涂抹在溃疡处

我在临床上碰到过很多人说口腔溃疡总是反复，有的患者不用药，几天后自己会好，有的是口腔溃疡越来越频繁，或者好了两三天后又会烂，吃饭、喝水、说话都要小心，生怕刺激了溃疡面。口腔溃疡，民间一般称之为"口腔上火"或"口疮"，我曾经见到的最严重的口腔溃疡，愈合后整个口腔黏膜、咽部软颚的黏膜也出现了大量的瘢痕，病人连进食和说话都困难，属于"重型口疮"了。大多数的口疮都属于轻型的，一般也就是绿豆大小，口疮面也是比较浅的。

局部治疗口疮的话，首先可以用一些淡淡的盐水漱口，能起到清洁的作用。也可以用中药自制成药粉、药膜来隔绝外界刺激，保护疮面，促进疮面的愈合，而且这样也不啻为一个对付口疮的简单易行的妙法。这个小方中可以用中药黄柏磨成面，按照等份的比例与白糖混匀，直接涂在口疮面上就可以了，效果比较好。此外，局部用药存在的问题是药面会随着口水被吞咽，所以要多次、反复地上药才能起到效果，一天建议患者至少用一到四次，以保证效果。

黄柏为常用中药，其性寒、味苦，具清热燥湿、泻火解毒等功效。《黄帝内经》云：诸痛疮疡皆属于火。所以口疮成因，要么为人体实火，要么为虚火上炎，烧灼口舌故为疮。《本草经疏》里面说："黄柏禀至阴之气而得清寒之性者也，其味苦，其气寒，其性无毒，故应主五脏肠胃中结热。"黄柏为足少阴肾经药，其味性苦寒且能坚阴，又能除热，故古人有"治口疮如神"的说法。现代研究表明，黄柏中含的小檗碱、黄柏酮等主要成分，具有很好的抗菌、收敛、消炎作用，既可以保护口疮面不被感染，又可以促进口疮快速愈合。

白糖性甘、平，归脾、肺经。具有和中缓急，生津润燥的功效。黄柏泻火配合白糖的生津作用，可以泻火而不伤及阴液，泻火而不伤正，相得益彰。

有些人平时喜欢忧虑，或者经常恼怒，加上嗜好烟酒咖啡，或者过食甜食、油腻的食物，均可致心脾积热、肝胆湿热，出现上火之口腔溃疡，发为口疮，此多为实证。肾阴不足，虚火上炎，发为口疮多为虚证，是虚火。虚火的上火征象则往往较集中于机体的某一部位。如阴虚而引起的牙痛、咽痛、口干唇燥、口疮、大便干结，小便短赤等，均为虚火上炎所致。黄柏固能除热益阴，适用于实火和虚火口疮，然阴阳两虚，病兼脾胃薄弱，饮食少进的人，还是不太适用的。

这个口疮的治疗偏方主要针对轻型患者，对于重型和反复发作的口腔溃疡患者，仍然需要到医院就诊。值得注意的是，久治不愈的口疮，也预示着可能存在其他疾病。中医看来口疮虽生于口，但与内脏有密切关系。中医认为，"脾开窍于口"，是指口的食欲、口味等功能与脾的关系密切；"心开窍于舌"，心气上通于舌，心的生理和病理表现，可由舌反映出来；"肾脉连咽系舌本"是指肾与舌头通过足少阴肾经而相连；此外，两颊与齿龈属胃与大肠，任脉、督脉均上络口腔唇舌。因此，口疮的发生与五脏关系密切。

久治不愈的口疮，一定要引起重视。除了用药之外，还应当注意饮食。多吃新鲜蔬菜和水果，如番茄、茄子、胡萝卜、白萝卜、白菜、菠菜等。多喝开水，尽可能避免刺激。忌食膏粱厚味之品。忌烟和酒、咖啡等刺激性饮料。日常饮食尽量避免辛辣、香燥、温热、动火的食物。

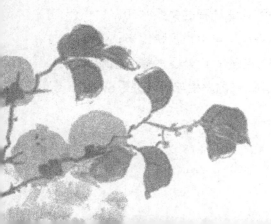

6
人生最贵气韵长，
慢性鼻炎莫奈何

主要适应证：鼻子不通气，常用嘴巴呼吸，偶尔头痛

药膳：外用鼻炎药油

小方组成：芝麻油，细辛3克，辛夷10克，白芷10克，生黄芪15克，薄荷15克，乌梅6克，生甘草6克

用法与用量：各味药研磨成粉，将麻油烧热后浇在药粉上，晾至常温后待用。每天将药油涂抹入鼻孔内，一天2次

　　我曾遇到这样的一位患者，她在一次感冒后开始鼻涕多，由于工作很忙，没有引起重视，后来偶尔会觉得头痛，晚上睡觉的时候鼻子不通气，不得不用口呼吸。时间一长，吃饭也不香甜了，身体觉得日渐乏力。经人介绍寻于我处。

　　她诉说常感鼻子堵塞不通，还干燥，有的时候鼻子痒的难受。喉咙里有黏稠样分泌物不易咯出，咳嗽时常感觉恶心想吐，严重的时候，发出得声音都变得嘶哑了。头痛、头脑不清醒、昏昏沉沉，致使工作效率低下。

　　我给她拟方如下，方药：细辛3克，辛夷10克，白芷10克，生黄芪15克，薄荷15克，乌梅6克，生甘草6克。并告诉她，各味药研磨成粉，将麻油烧热后浇在药粉上，晾至常温后待用。每天将药油涂抹入鼻孔内，一天2次。

　　方中芝麻油多被用来外用，芝麻油分子中含有90%左右的不饱和脂肪酸，容易被人体消化吸收，具有通窍和保护鼻黏膜的功效。细辛、辛夷、白芷为通鼻窍的圣药，细辛具有抗炎、免疫抑制和抗变态反应的作用，细辛挥发油灌服或注射均有明显的抗炎作用，可以有效的治疗慢性鼻炎患者的分泌物过多的症状。但是细辛是有一定毒性的中药，切勿多用。

关于辛夷有一个故事，传说有一位姓秦的举人得了一种怪病，常年流鼻涕，自己被鼻涕堵得头昏脑胀，香臭不辨。后来一位夷家医生，从山上采一包花蕾，让秦举人煎汤服用。仅半个月，症状全无。秦举人觉得此药味辛，是从夷人那里得来，就取名"辛夷"。"辛"为味道，"夷"为幽远，是指辛夷的味道辛香而幽远。现代药理研究证明，辛夷含挥发油，有收缩鼻黏膜血管作用，亦有镇痛、镇静作用。白芷有抗炎、抗菌作用。三药合用可以有效治疗慢性鼻炎鼻塞，分泌物过多的症状，减少鼻炎发作的次数。

《黄帝内经》上说"胆移热于脑则辛頞鼻渊。"意思是热来自于胆经，病本在下，病标在上，病灶在鼻，则鼻黏膜生炎症，而有浓浊鼻涕。实际上，其热不仅来自于胆经，还有来自于胃腑的，胆经的热大多是由内伤积热而成，胃腑的热大多是伏气化热而来。方中的薄荷、生芪等药，可以宣散其热，增加机体的抵抗力。

后来这位患者外用本方一段时间后，鼻塞、流涕、头晕、头痛这些症状逐渐减轻。

健康小贴士：

鼻咽炎患者，多数初期不给予重视，不去专业的耳鼻喉科进行检查治疗，而是自行用药了事，易加重病情引起咽喉炎、支气管炎、扁桃体炎等其它上呼吸道疾病，同时还可导致身体抵抗力下降，记忆下降、嗅觉丧失，严重者引起肺气肿、哮喘、额骨骨髓炎、化脓性脑膜炎等多种疾病。且鼻咽炎会严重影响每个年龄层的患者的日常生活和身体健康。

> 小方组成：
> 地骨皮30克，泡茶饮（内热牙痛）
> 新鲜茄蒂3个，捣烂取汁，涂于疼处（上火牙疼）

　　有一个单位的领导，46岁了，以前牙痛的时候，他用牛黄解毒丸就好了。这次左侧牙痛了10多天了，用了三黄片、上清丸，都没有效果，就来到了我的门诊。我看他左侧牙龈有些红肿，舌有点微红。他说自己老觉得有火，大小便的时候能感觉到有热，经常感觉嘴干鼻子也干。我给他开具的方药是地骨皮泡茶饮。

　　所谓牙痛，实即牙齿根部痛，而且其周围齿肉肿胀，故称牙龈肿痛，也是牙肉肿痛。《辨证录》上面说，"人有牙齿痛甚不可忍，涕泪俱出者，此乃脏腑之火旺……然火实不同，有虚火，有实火。"

　　胃火上盛引起的牙痛就属于实火，一般下牙痛，口苦口臭，多是吃了辛辣的东西导致的。不吃辛辣刺激的食物，再配合吃三黄片，疼的时候按颊车穴位，牙痛能减轻许多。

　　肠火牙痛是指上牙痛，也是实火造成的，除了用地骨皮和茄蒂外，还可以按揉合谷、曲池和手三里穴位，牙疼的时候可以按揉，依次从下到上按揉穴位。

按揉的方法是做一紧一松的按压，一般每两秒钟一次。按压的力量要较强，穴位下面应出现酸、麻、胀的感觉，可在按压穴位的同时加以揉动，效果可更好。如果是孕妇的话，一般不要按摩合谷穴。

上火引起的牙疼，还可以用新鲜茄蒂3个，捣烂取汁，敷在疼痛的地方，因为茄蒂能活血止痛，利湿消肿。茄蒂，俗称茄子根，因为口感苦涩往往不被人所用。殊不知，新鲜茄蒂清热解毒、是治疗口疮、牙痛的好药呢。

当前人们易于患的是阴虚内热牙痛，这种疼痛时间长一些，吃了去火的药也不管用，疼痛起来时轻时重，牙肉红肿的稍微轻一点，心中烦热，想吃冷饮或者冷食，体温不高但是皮肤有热感，小便黄而有热感，或者口干口苦。有的人出鼻血，或者感觉到周身无力。齿为骨之余，骨为肾所主，牙齿的好坏和肾有很大的关系。肾阴虚则阳相对偏亢，造成虚火上炎，就会显现出来"上火"的症状，其实是虚火。

而要彻底地治疗阴虚内热导致的牙痛就必须补肾阴，以达到治疗虚热的目的。地骨皮是治疗阴虚内热的要药，地骨皮为枸杞子的根，性寒，味甘，善于退虚热，对阴虚发热、低热不退等症尤为适宜。《本草求真》中说："地骨皮之甘淡微寒。深得补阴退热之义。"

李时珍常用青蒿佐以地骨皮退热，屡有殊功。"金元四大家"之一的李东垣曰："地为阴，骨为里，皮为表。服此既治内热不生。而于表里浮游之邪。无有不愈。"治疗虚火引起的牙疼，用地骨皮30克，泡茶饮，可以去虚火，止牙疼。但是脾胃虚寒的人不能服用。

如果是蛀齿引起的牙痛，单纯内服药物疗效一般较差，宜结合局部处理为佳，及早到医院治疗。我们平常也要注意口腔卫生，养成"早晚刷牙，饭后漱口"的良好习惯。宜多吃清胃火及清肝火的食物，如南瓜、西瓜、荸荠、芹菜、萝卜等。脾气急躁，容易动怒会诱发牙痛，故宜心胸豁达，情绪宁静。保持大便通畅，勿使粪毒上攻。

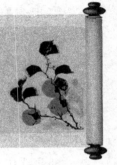

健康小贴士

每天叩齿，36次，长期坚持可以护齿。平常要用穴位祛胃之火，并保健肾经。

穴位小贴士：

合谷穴位于手背，第1、第2掌骨间，当第2掌骨桡侧的中点处。取穴的时候，将拇指、食指合拢，在肌肉的最高处取穴，或者拇指、食指张开，用另一手的拇指关节横纹放在虎口上，拇指下压处取穴。

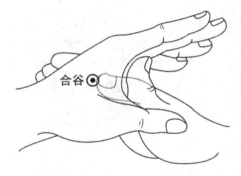

合谷

取曲池穴时应该是正坐、侧腕的姿势。屈肘成直角时，曲池穴在肘横纹外侧端与肱骨外上髁连线中点。完全屈肘时，当肘横纹外侧端处。

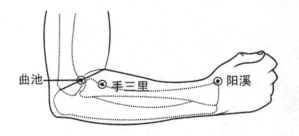

曲池　　手三里　　阳溪

取手三里穴时，与曲池穴位同样的姿势，屈肘成直角时，手肘弯曲的地方向前三横指（食指、中指、无名指），用手按有点疼的地方。还有一种取穴方法，我们把大拇指往起一翘，大拇指的根部就会出现两个肌腱，这个坑里面的穴位就叫阳溪穴。侧腕屈肘的时候，在阳溪和曲池的连线上，曲池下三横指处取穴。

取颊车穴时，使劲咬一下牙，面部会有一块地方突出来一个包，那是咬肌，将食指放在咬肌隆起的最高点，放松，手指下凹陷掐之酸胀处即是颊车穴。这个穴位功用是运送胃经的五谷精微气血循经络上输到头部，就好像用车载着食物一般，故名颊车。

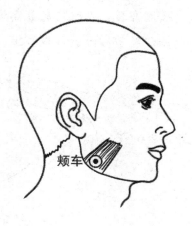

颊车

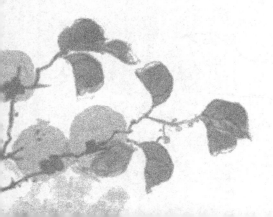

8

用对野菜地丁，
防止蚊子叮咬

主要适应证：蚊虫叮咬

小方组成：鲜地丁

用法及用量：将鲜地丁捣烂外敷于叮咬处

　　夏天到了，炎热的天气让人透不过气，到了傍晚去周边公园乘凉的人越来越多，公园里花草多，空气清新凉爽一些，随之而来的还有让人讨厌的蚊子，一天晚上，我们和邻居一起在公园乘凉，王奶奶的小孙子被蚊子叮了好几个包，看我是学医的，她快找我帮忙，我随即走到旁边的草地上，采了一些药，给他涂在起包的地方，一会儿就不痒了，王奶奶好奇起来我拿什么灵丹妙药治好了她孙子的包，我给她解释说，这就是我们最常见的野菜鲜地丁，也就是紫花地丁，功效主要有清热利湿，解毒消肿。治疗疮，痈肿，瘰疬，黄疸，痢疾，腹泻，目赤，喉痹，毒蛇咬伤等。

　　蚊虫叮咬会起包，这主要是皮肤对虫子的唾液有过敏反应，有些被蚊虫叮咬后一个多月红包都退不下去，这种是比较严重的，但是对大多数人来说蚊虫叮咬不是什么大问题。针对蚊虫叮咬，现在各种各样的偏方和药物非常多，偏方不一定对所有人都有效，例如芦荟、紫草膏等，所以不要盲目听别人说效果如何如何。不过，常见的清凉油、风油精一类的有酒精成分，所以皮肤敏感的人还是尽量少用，至于激素类的药物，止痒效果会非常明显，但是宝宝需要慎用。采用安全不刺激的鲜地丁实为治疗蚊虫叮咬的良药。

紫花地丁和蒲公英都属于清热解毒的中药。紫花地丁不仅对蚊子叮包有效果，还可以解蛇毒，用来治毒蛇咬伤，用鲜品捣成汁，配雄黄少许，捣烂外敷。紫花地丁味苦泻热，性寒能清热，入心肝经血分，清热解毒效果好，为治热毒壅滞、红肿热痛、痈肿疮的常用药物，配金银花、蒲公英、野菊花等清热解毒之品，就是中医著名的方剂——五味消毒饮。

紫花地丁和蒲公英一样，叶子也是从地表直接长出来的，有着卵圆形的叶片，叶片边缘还有锯齿。这种开紫色小花植物的栽培花卉，就是我们常见的三色堇（蝴蝶花）。现代药理研究紫花地丁有抗病原微生物的作用，对金黄色葡萄球菌、卡他葡萄球菌均有较强的抑制作用。

紫花地丁的嫩苗、嫩茎尖可以食用，其营养价值主要在于维生素含量较高，食用后对高血压、冠心病等心血管病患者有保健作用。《本草纲目》把紫花地丁直接列入菜部，并载："久服，除心下烦热。"

这里列举一个紫花地丁的菜谱：把紫花地丁择洗干净，开水焯2～3分钟，在凉水中泡1个小时，沥干水，把叶片上的筋去掉，留下叶肉。把叶肉放到小盆子里，加料酒、醋、花椒粉、香油、盐、糖、味精、姜末、葱花，调拌，加入适量面粉搅拌均匀，面粉以粘住地丁叶肉即可。将其拍成一个个圆形的小饼备用，可以摊饼，也可以用油煎。做成的紫花地丁菜饼，咸甜适度，还透着一点紫花地丁的苦香的滋味。

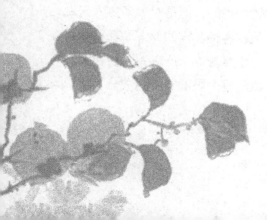

主要适应证：颈椎病

小方组成：大青盐60克，通骨草60克，乳香60克，没药60克，血竭粉10克，羌活60克，独活60克，红花60克，白芷60克，川断60克

用法及用量：将上述药混匀后盛入两个布包，每个包浇约一两高度数白酒，文火蒸约30分钟，将凉到可以接触皮肤的布包敷在颈椎，两个布包轮流外敷，一方可用5天

老家邻居李大妈，因颈背部酸困痛伴右肩关节酸痛2年来我家求诊，2年前，因长期伏案工作导致枕部、整个颈背部、双侧肩胛骨脊柱缘酸、困、沉，头顶部发沉，记忆力减退，时有恶心、心悸、胸闷、双眼视物模糊、眼皮发紧，右肩关节痛。查体见舌淡苔白，脉滑数。

我告诉她这就属于颈椎病了，还伴有肩周炎，是临床常见病，它可分为神经根型、椎动脉型、脊髓型、交感型等。属于什么类型的颈椎病，也有自我判断方法，除了颈痛不适外，有眩晕、头痛，体位变换时加重，甚至猝倒，这一般属于椎动脉型的颈椎病；除了有颈痛不适，还有上肢放射性疼痛或者麻木，当自己坐着，让家人一手推自己头部向对侧，家人另一只手握自己的手腕向相反方向牵拉，如果被拉的胳膊出现放射痛，则多属于神经根型。

　　在中医临床上神经根型颈椎病尤为多见。颈椎病发病的时候，开始会出现头晕头疼的现象，颈肩部也没有从前那么活动自如，因为这种病主要表现之一就是颈项活动障碍、酸痛，有的时候还会牵连到肩膀后背一块跟着疼，当脖子前后左右旋转时不适加重，尤其是夜卧不得宁，难以调适枕头高低、软硬。

　　颈椎病发病日趋年轻化，原因与人们生活工作方式有直接关系。长时间低头工作，躺在床上看电视、看书，睡觉的时候喜欢高枕，长时间操作电脑不活动，剧烈的旋转颈部或头部，因为疲劳而在行驶的车上睡觉，这些不良的姿势日久均会使颈部肌肉处于长期的疲劳状态，容易发生损伤。人们精神压力大，过度疲劳或不注意调整不良的工作姿势极易导致颈及腰椎病的发生。此外，伏案时姿势不正确可导致颈椎间隙炎症水肿，严重者会造成颈椎间盘膨出。

　　现在很多关节型疾病外用熥药效果很好，中医里面有一种药叫熥药，这个"熥"就是常说的熥馒头的那个熥字，把药物放到布包里上锅熥。我给她开了一付熥药：大青盐60克，通骨草60克，乳香60克，没药60克，血竭粉10克，羌活60克，独活60克，红花60克，白芷60克，川断60克。将上述药混匀后盛入两个布包，每个包浇约一两高度数白酒，文火蒸约30分钟，将凉到可以接触皮肤的布包敷在颈椎不舒服的地方，两个布包轮流外敷，一方可用5天。

　　不过这熥药可不是万金油，哪里疼就贴哪里，不同的人不同的部位配方是不同的，在颈椎病里加入了上述药物，能把药气上引向上肢，治疗颈椎病引起的头晕、目眩、肩疼、手麻。如果是腰椎病就要换用其他的药物，把药气向下引，专门针对腰椎间盘突出导致的腰疼腿麻。跌打损伤的以活血化瘀为主，熥药就可以帮助舒筋活血，老寒腿怕凉，就要用温经通络的药物。

　　熥药不能彻底根治颈椎病，而是在炎症发作的时候，靠熥药热敷，再加上专业的颈椎病治疗手法，改善颈椎附近的水肿炎症，促进血液循环，让疼痛感消失，而日常保护还要靠自己多锻炼。

就这样李大妈用量5天后就明显感觉到颈部松弛了，让她把肩部也敷了，肩周炎也有好转的趋向。

我还告诉李大妈，还可以用葛根10～30克，加上威灵仙5～10克，用保温杯拿热水一沏，颈椎病发作的时候适当饮用，可以缓解疼痛和手麻。

主要适应证： 各种烫伤

制作方法： 枣树皮15克，榆树皮15克，椿树皮15克，研成细粉末，用75%酒精泡24小时

用法： 将树皮浸泡的药酒涂抹于患处，可以有效减轻疼痛和预防感染

现在电器用得越来越多，已经很少使用明火，这反而使得在烧开水、做饭时被烧烫受伤的几率多起来。相信很多人都有过被烫伤的经历，人们应对并不严重的烧烫伤总有各种各样的法子，如抹药膏、敷冰块，有的人甚至抹牙膏、涂酱油来救急，以减轻灼伤感。有些方法是可以使用的，但有些方法可能不但不能缓解烫伤，反而引发感染，使伤口愈合减慢。

我一个患者的女儿才三岁多，父母都要上班，不能好好照顾她，把她交给爷爷奶奶照顾，她奶奶带小孩不细心，安全意识不强，烧开的开水装到杯子里，直接放在桌子上，被小孩抓倒，开水浇在小手上，很快那小手就红了起来，还起了两个小水疱，疼得她哇哇大哭。爷爷是个老中医，看着孙女的手红肿起来，也着了急，想起以前书上写的治烫伤的方法，赶紧翻书查找，找到了上面这个小方子，于是到药店抓了药，买了酒精。椿树皮药店没有卖的，就自己把院里的椿树削了块树皮下来。将枣树皮15克，榆树皮15克，椿树皮15克泡在100毫升的75%酒精里。第二天，烫伤的小手两个水疱还不见消，我的这个患者想带女儿到医院看看，孩子爷爷说："到了医院也只是开点消炎药涂涂，现在也没看到感染，对小孩子还是尽量不用消炎药。"于是拿出前一天泡的药酒，用棉签轻轻涂抹在伤口上。这个孩子说涂得很凉快，还想再涂，就这样一天涂了四五次，红肿的地方便能看出消退来了。三天时间过去后，水疱结痂了，很快就脱落了，没有留下任何疤痕。孩子爷爷觉得这方子用着不错，就多泡了些药酒，以备不时之需。后来我也拿到了这方子，认真分析了一下这些树皮的药性，觉得很好，自己也制作了些药酒，以备烫伤后能及时使用。

枣树皮能收敛止泻、祛痰、镇咳、消炎、止血。用于治疗痢疾，肠炎，慢性气管炎，目昏不明，烧烫伤，外伤出血等。而治烧烫伤在民间早有经验，比如在内蒙古《中草药新医疗法资料选编》就说："枣树皮，烘干研粉，加倍量的50%～60%酒精浸泡24小时，过滤。滤液每100毫升加樟脑5克，蟾酥2.5克。用时喷雾于伤面，或用棉球轻轻擦拭。"也有报道说枣树皮能让新鲜肉芽长得更好，使刀伤、烫伤疤痕减轻。

榆树皮能利水、通淋、消肿，治疗烧烫伤在许多专业文献中也有报道，在这里是使用了它的消肿的作用。椿树皮具有清热燥湿、杀虫止痒之功，能有效收敛烫伤的水疱，预防感染。

这些树皮有消炎的，有收敛的，也有消肿的，对烧烫伤的红肿、起水疱有着很好的作用，75%的酒精不但能让树皮的有效成分迅速地溶解出来，涂在患处还可以起到消毒的作用，而且酒精挥发让人感到凉快，减轻患处的灼热感。合起来使用，确实能收到很好的消炎止痛的效果。若能把这些树皮研成末，再泡在酒精里，树皮的有效成分溶解得更充分，药效会更好。

我在临床上也时有病人谈起被烧烫伤的经历，方法也是多种多样，烫得轻一点的不会留疤。我也介绍了这个简单的小方子给他们，特别是在针灸科的一个大夫，在给人艾灸时为了不给人家留下疤痕，问我要了这个小方子，特地泡了一大壶分给病人用，反应都不错。

11

胖子除湿最重要，
排毒降脂去虚胖

> 除湿小方子：薏仁米30克，红豆衣10克，黄豆衣10克，绿豆衣10克，冬瓜衣10克，荷叶5克
>
> 功效主治：健脾、利水、祛湿
>
> 用法：可煮成粥，常年喝，尤其夏天最为适宜

　　张某是我的孩子高中就认识的一个同学，现在45岁了。近5年因工作性质而活动减少，平时也要思虑伤神、操心事一件接一件，还常常要参加外面的饭局，体重日益增加。因为发胖的原故，活动多了常常感到胸闷气短，痰也会多起来，每天早上起床感觉特别疲劳，头晕晕的，没有精神，像穿了件湿衣服一样，浑身不自在。她身高156厘米，体重65公斤，体重指数26.95，腰围94厘米，大家都说她生活安逸，这几年开始发福了。但自己的烦恼，也只有自己才最清楚。最后她找到我，和我诉说了其中的苦衷，虽说人到中年发福是常见的事，但这明显影响了生活的质量，而且身体也出现了一些症状，比如除了上面说的那些，平时不愿意和人提起的排便也是黏糊糊的，用一箱水都冲不干净。我看了一下她的面色，面色白但缺乏光泽，同时她的舌苔是薄腻的，脉是弦滑的。我分析了一下，这都是由湿气引起的。

　　肥胖的人怎么知道自己有湿气呢？平时我们观察自己生活中的三件事就

可以判断一下自己的湿气重不重。一个是早上起床是不是感觉疲劳，头晕，头沉；二是洗漱时有没有想呕，或者舌苔是不是腻腻的；三是大便是不是有黏腻的感觉，粘在马桶上冲不掉。这三点的轻重和体内的湿气都是有很大的关系。当然除了这三点，还有别的症状，就不细说了。

中医典籍中常常提到的"肥人多湿，瘦人多火"，说明了人们的某些体质特征。中医所指的肥人一般为肥胖之人或容易发胖的人。通常，他们体内的津液代谢不够畅通，容易产生痰湿，泛溢肌肤或停滞体内，从而形成肥胖。痰湿停阻在人体内无异于废物，会进一步影响脏腑经络功能，所以，肥胖会引起各种疾病。中医认为，人体内脾主运化水湿，是津液代谢的枢纽，一旦脾虚不运化，就会产生痰湿，因此，有"脾为生痰之源"的说法。同时，脾虚还会使人气血不足，所以，胖子常见怠惰乏力，皮肤白却缺乏光泽等虚象。有句古话说"千寒易除，一湿难去。湿性黏浊，如油如面。"

要除湿，不是一朝一夕之事。于是我提出食疗的方法去除她体内的湿气，开了个食疗方子：薏仁米30克，红豆衣10克，黄豆衣10克，绿豆衣10克，冬瓜衣10克，荷叶5克。她坚持用这个方子食疗了三个月后高兴地打电话告诉我，通过这三个月的坚持，她感受到了身体明显的变化，最大的变化就是大便不再是黏糊糊的了，爽快了很多，早上起来也没那么晕了。我建议她出去吃饭注意点，挑清淡的吃，继续坚持，身体会回来的。

食疗方子中的薏仁米在超市卖得很火，它性味甘淡微寒，有利水消肿、健脾祛湿、舒筋除痹、清热排脓等功效。又因为含有一定的维生素E，是一种美容食品，常食可以保持人体皮肤光泽细腻，对消除粉刺、雀斑、老年斑、皮肤粗糙等都有良好疗效，所以受到人们的热捧。豆子外皮也叫豆衣，具有利水消肿的功效，除了适宜肥胖的人食用之外，还适宜各种类型水肿的人群。此外，红豆还具有清热解毒、健脾益胃、利尿消肿、通气除烦等功效。黄豆有"豆中之王"之称，被人们叫做"植物肉"、"绿色的乳牛"，营养价值很丰富，食疗中能保证人体对营养的需求。绿豆有显著降脂的作用，绿豆中含有一种球蛋白和多糖，能促进体内胆固醇在肝脏分解成胆酸，加速胆汁中胆盐分泌和降低小肠对胆固醇的吸收。冬瓜皮性微寒，具有利水化湿的功效。荷叶具有一股特别的芳香之气，放在粥里不但能调节口感，还是健脾化湿的良药。

　　除了坚持食疗之外，平时的饮食也需要注意，尽量多吃清淡的富含维生素的食物，少吃咸的食物。运动是除湿不可缺少的"方子"，所以食疗配合运动，才是胖子除湿最好的良药，而且贵在"坚持"二字。

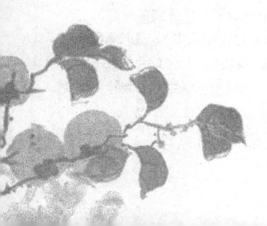

> **主要适应证：** 咽痒、咽干、咽痛、咽哑等咽喉疾患
>
> **泡水小方子：** 牛蒡子5克，桔梗9克，甘草3克，麦冬3克
>
> **用法：** 开水泡服常喝

　　事业的发展、竞争的需要，人们用嗓子的时候非常多，没有一副好嗓子，是很难适应挑战性很强的工作的。比如影视演员，戏剧家，歌唱家；比如教师，学生、社会工作者；比如售票员、推销员、咨询员，以及各行各业的窗口人员，都是每天每时不停地运用嗓子工作。许多歌唱家都懂得如何保护嗓子，因为嗓子就是他们的生命，保护嗓子是他们的必修课之一。但许多老师一天课上下来，嗓子会有发干、发胀、发痒，甚至有干咳、疼痛的症状，也有的人经常会感到咽部有灼热感或者异物感，按照专家的意见，这些都是慢性咽炎的表现，应该及时治疗。但有的老师感觉咽唾液的时候嗓子不舒服，而吃饭的时候没什么影响，也能咽的挺顺利，就不去医院检查了。

　　我一个患者李某，喜欢唱歌，把它当作一个职业，天天晚上到酒吧里当歌手。由于没受过专业训练，对保护嗓子略知一二，刚开始唱的声音都很不错，唱到最后声音就有点沙哑了，只能停下来休息几天，等待声音恢复，声休是他治疗嗓子最有效也是唯一的方法，因此很是苦恼。市场上的咽喉保健品又是片剂、又是冲剂，让人无所适从。其实，不同体质的人，应该选择不同的药物保健，也就是要对症下药，才能达到最好的效果。下面是我常常给他用于保护嗓子的中药小药方：牛蒡子5克，桔梗9克，甘草3克，麦冬3克。服法：开水浸泡，代茶频服。此方子适用于慢性咽炎兼有大便干燥者。

方子中的牛蒡子是秋天长成的，得天地清凉之气，功效散风、除热，辛凉发散风热之邪气，则人体体表的正气自然平和。而且这味中药味道辛、苦，辛能散结，苦能泄热，可以散去咽部和肺部的气结，有利于体内气体的自然流畅，针对咽喉风热不利有很好的效果。

我们熟悉的朝鲜民歌《道拉基》，又名叫《桔梗谣》，所歌唱的内容就是桔梗。朝鲜民族对桔梗特别有感情，在韩国、朝鲜把桔梗当作可以食用的蔬菜。每当换季的时侯，韩国主妇会静心熬制桔梗汤，帮助家人保护好嗓子，别具地方特色。现代研究也发现，桔梗中的一种名为桔梗皂苷的成分，能够刺激咽喉黏膜，引起呼吸道黏膜分泌亢进，稀释并且排出来呼吸道中的痰液。它里面的其他成分还有抗炎、抗溃疡、抗过敏等广泛作用，可以清热、护嗓。麦冬可以滋阴亮嗓，甘草为治疗喉咙痛的草药茶的常用成分。这些方药放在一起，能对咽喉嗓子起到很好的保护作用。

对于嗓子的自我保健，除了要注意合理的安排生活，注意休息外，最好不要吸烟、喝酒，还要防止粉尘等因素对咽部的刺激。所以我建议我那唱歌的朋友不吸烟，少喝酒。

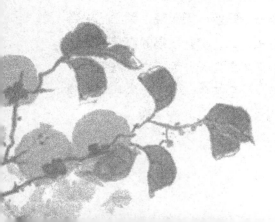

13

小小藕粉一曝光，
秋季腹泻跑慌慌

小方： 藕粉，附子理中丸

用法： 藕粉冲服：用少量温水将藕粉化开，然后再搅匀加入滚烫的开水一边加一边搅拌，藕粉的颜色会随着开水的加入而迅速改变，最后变成淡褐色透明的胶状即可

附子理中丸：主要成分有附子、党参、白术（炒）、干姜、甘草，为棕褐色或棕黑色的水蜜丸或黑褐色的大蜜丸，用开水研细后冲服

秋季腹泻，顾名思义，发生在秋冬季的腹泻病。但在这里，我们主要讨论的还是小孩在秋天多发的腹泻病。家里有小孩的家长都知道，孩子腹泻是让人最头疼的事，打点滴吃药都很难控制，真是让人心急不已。其实秋季腹泻是一种自限性疾病，一般无特效药治疗，多数患儿在一周左右会自然止泻。为什么小孩秋季会多发腹泻呢？其实这和一种病毒感染有关，这种病毒叫人类轮状病毒。

我邻居家的宝宝小豆1岁2个月，去年10月中旬发烧，给了点退烧的冲剂，小豆就有点恹恹的，看到豆妈在吃红枣粥居然没有流露出一点想吃的意思，喂了点红枣，吐出来了，一个早上，喂什么吐什么，连奶也吐！下午开始拉肚子，豆妈下班的时候，豆外婆说小豆已经拉了三四次了，大便呈水样，有时像蛋花汤样，有时净是些没消化的食物残渣，而且小豆越来越没精神。豆妈给小豆吃了点妈咪爱，以及葡萄糖水，就去了妇幼医院。医院检查是轮状病毒感染，住院打了4天吊针，不吐了，但大便还是水状，不见好转，小豆哭个不停。看着孩子一天天地腹泻，全家人都着急了。豆妈说，宝宝病还不如大人自己病，真肉痛，还得担心医院下药太狠，治好了腹泻伤了胃。豆妈的担心让豆外婆想起了中医治疗，于是打电话给我询问治疗方法。我想了想，小孩这种由病毒感染引起的秋季腹泻，病因已经很明确了，不用担心是不是先天或者器官缺陷方面的问题，但中医认为小孩是纯阳之体，用药中病即止，以免伤了阳气，所以不能用药过多。民间经验用藕粉治疗小儿腹泻具有不错的效果，于是我叫小豆爸去大超市专门卖绿豆等豆类的柜台那买现磨的藕粉回来给小孩冲服。先用少量温水将藕粉化开，然后再搅匀加入滚烫的开水（记住，一定要滚烫的），一边加一边搅拌，藕粉的颜色会随着开水的加入而迅速改变，最后变成淡褐色透明的胶状，像玛瑙冻冻一样，晾到合适温度就可以喂小孩了。母乳没停，再加藕粉，拉肚子的次数果然减少了。好像一天就拉了三次。第五天、第六天、第七天、第八天，小豆不拉肚子了，重新精神焕发。小豆妈也记住了这个藕粉治疗秋季腹泻的经验。

从中医角度来说，人类轮状病毒就是一种时邪，邪气入肠胃之腑导致腹泻不止。相对成人来说，小儿有一个生理特点，就是小儿是纯阳之体，《温病条辨》提出："古称小儿纯阳……非盛阳之谓，小儿稚阳未充、稚阴未长也。"我认为这是对小孩纯阳之体最恰当的解释。所以小儿腹泻最易伤阴伤阳，特别是腹泻住院后，如果使用抗生素，更易伤阴。小儿因腹泻而津液丢失、伤阴，可以使用藕粉冲成浆液补之。打抗生素伤了阳气可以使用附子理中丸（药店有售）研细冲服，达到补阳的作用。

生藕性寒，而熟莲藕，其性由凉转温，此外莲藕中含有黏液蛋白和膳食纤维，散发出一种独特清香，还含有鞣质，有一定健脾止泻作用，能增进食欲，促进消化，开胃健中，有益于胃纳不佳，食欲不振者恢复健康。藕粉中的淀粉食入后在胃肠中容易转化为葡萄糖，从而易于为人体吸收，冲服后更容易吸收，还能及时补充津液，缓解腹泻伤阴。在清咸丰年间，莲藕就被钦定为御膳贡品了，所以用莲藕磨成粉，更是饮食和用药的良品。

配以附子理中丸，附子理中丸是由附子、党参、白术（炒）、干姜、甘草组成的传统中成药方剂，为棕褐色或棕黑色的水蜜丸，或黑褐色的大蜜丸，具有温中健脾作用，临床用于脾胃虚寒、腹中冷痛、呕吐泄泻、手脚发凉等病症。

附子理中丸用于阳气不足的腹泻更为合适，现在很多人平时暴饮暴食，或者经常吃些荤腥的食物，所以胃火容易旺盛，所以平时胃中潜伏有胃火，或者是时邪入里化热，则不适合使用附子理中丸。

14
扁桃体炎害人不手软，
药茶泡饮来发飙

> **小方组成：**元参10克，麦冬10克，生地10克，山豆根10克，甘草10克
> **主要功用：**滋阴清热、解毒利咽，适用于慢性扁桃体发炎
> **用法用量：**研末，开水泡饮，长期服用，可每天10～20克

　　一天去朋友家做客，朋友是广东人，吃东西很是精致，但就是喜欢吸烟，这是年轻时积下来的不良嗜好了，以致于常常感到喉咙不舒服，咽干口燥的，有时咽部似有物堵塞感，干咳却咳不出来，去了很多家医院，都诊断为慢性扁桃体发炎，吃消炎药后能感觉好一些，但总是反反复复，有的医生建议他切了扁桃体，有的建议他先把烟戒了，再吃药看看，不急着切。戒烟也戒了几回了，每次都以失败告终。他也想问我，到底要不要切，为什么医生给的建议都不一样？而且别人那么多人吸烟，也没得扁桃体炎，而他却得了，这吸烟和扁桃体炎有直接关系吗？我说："扁桃体是一个免疫器官，是抵抗细菌和病毒的一道防线，不到万不得已，还是不要切，医生的建议不同，是因为医生考虑的方面不同，扁桃体炎和吸烟虽然没有绝对直接关系，但对扁桃体的敏感性也是影响很大的。"我建议他先不要切扁桃体，但戒烟是应该的，实在戒不掉，就尽量少吸点烟。为了减轻他的症状，我询问了他其他不适，他还伴有手足心热，有时气短，舌红少苔，脉细数。这是典型的

虚火上炎，于是开了这个小方子：元参10克，麦冬10克，生地10克，山豆根10克，甘草10克，让他研成末泡开水喝，不用煮药，也不伤身，比吃消炎药好。他觉得这主意好，立刻到楼下买了药回来，冲了一壶，口感虽然有点怪，甘苦甘苦的，但也不难喝，决定喝一段试试。一个半月后，朋友打电话请我吃饭，说喝那些药到现在咽喉没什么症状了，要请客感谢我。我只能笑着婉言谢绝。

其实慢性扁桃体炎对中医来说有好几个证型，有肺火上炎证、肺脾气虚证、肾阴虚证等，我的这个朋友的慢性扁桃体炎是典型的虚火上炎证。小方子中的元参和生地黄都具有凉血滋阴，泻火解毒的作用。

说到元参，清·赵瑾叔《本草诗》中这样写道：

> 玄参黑润重乡邦，壮水无根火自降。
>
> 年久疬疮消磊磊，时行目疾治双双。
>
> 游风斑毒清多种，燥热狂烦去一腔。
>
> 更有熏衣香可合，氤氲几阵透纱窗。

意思是说元参的根实皆黑，气味苦寒，苦能下气，寒能除热，咸能软坚，能够消散热结的痈肿。但是其性情又较为温和，可以清上焦氤氲之热，滋下焦少阴之水。《本草纲目》说元参："滋阴降火，解斑毒，利咽喉。"

生地黄和元参同属于玄参科植物，都有清热的作用，但是生地黄长于补肾养阴，用于阴虚内热，低热不退等情况，而元参长于泻火解毒，用于实火或虚火所致的咽喉肿痛。《药性赋》说生地黄"味甘、苦，性寒，无毒。沉也，阴也。"元参滋阴作用不及生地黄，而降火之力较生地黄大。两者相辅相成，加强了疗效。此外，古人常常将元参与麦冬相配，如古方中的元参麦冬汤、增液汤等等，能够增强滋阴清热的作用。

山豆根比较苦，具有清热解毒，消肿利咽的作用，能治喉痛，喉风，喉痹，牙龈肿痛等。实验表明：山豆根对金黄色葡萄球菌、絮状表皮癣菌和白色念珠菌有抑制作用，对结核杆菌有高效抗菌作用。也就是说，从一定程度上可以起到消炎的作用。泡水喝感觉到苦，主要就是因为它的原因，如果受不了这种苦味，可以酌情少放点山豆根。甘草是大家都很熟悉的药，也是中药中应用最广泛的药物之一。其药性和缓，能调和诸药。所以，在许多处方中都由它"压轴"，称"甘国佬"。西医药理发现，甘草有类似肾上腺皮质激素样作用，有抗炎和抗变态反映的功能，因此在西医临床上主要作为缓和剂，用于缓解咳嗽，祛痰，治疗咽痛喉炎，保护发炎的咽喉和气管粘膜。在这里用于治疗慢性扁桃体炎，是必不可少的一味药。

中药治疗慢性扁桃体炎的疗效还是很明显的，除了上面那个小方子外，酸梅、乌梅、生甘草、金银花等等也是治疗扁桃体炎很不错的中药，可以自己酌情加减。现在人们生活在城市里，每天的汽车尾气弥漫在空气中，很多人出门都会觉得咽干舌燥，咽喉肿痛，有时候咯出来的痰都是灰色的！吸烟的人或者吸二手烟的人也有同样的感受，常常伴有扁桃体红肿，咽部充血等等。如果还伴有手足心热、干咳黏痰等症状，上面那个小方子不妨试一试，能够收到不错的效果。

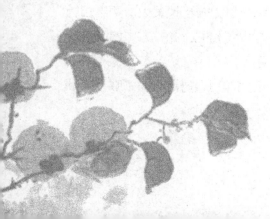

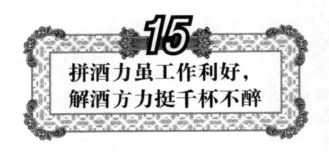

小方组成：葛花10克，茵陈10克，三七粉0.5克，龙眼1克

适应证：适用于饮酒过度

用法与用量：每付用100毫升水煎两次，混匀后频频服用，可以有效预防和缓解醉酒

但凡喜庆节日，饮酒一直是最受欢迎的庆祝方式。人们也很喜欢在洽谈公事时，通过饮酒增进彼此的感情，少饮几杯美酒无可非议，但如果长期饮酒或一次大量饮酒可引起慢性或急性酒精中毒，俗称醉酒。无论是急性中毒还是慢性中毒，对身体健康都是有害的。所以酒以少饮为好。一旦出现醉酒，严重者必须立即去医院抢救，否则有生命危险。对于轻度的酒精中毒，则需要用解酒中药醒酒。

我有一个患者，一位30多岁左右的王秘书就是酒精的受害者，他陪在院长身边，常常有应酬，院长不能多喝酒，在酒桌上常常在替院长喝酒，醉酒也是常有的事。醉酒后醒来总是头晕沉沉的，要是院长体谅还可以放个半天假，但工作忙起来就很头疼，注意力不能集中，效率不高，在办公室里影响也不太好。有人建议他喝咖啡提神，虽然效果不错，但容易上火。后来找到了我，想开点能够醒酒的中药，最好既能醒酒，又能预防醉酒。

我详细了解了一下他平时喝酒的酒精量,又了解了他醉酒后的状态。平时喝酒,为了能在酒桌上保持清醒头脑,坚持时间长一点,每次喝酒前都吃点东西填饱肚子,以此缓解酒精吸收的速度,喝多了有时还自己催吐。醉酒后的感觉和喝的酒有很大关系,一般都觉得头晕,有些酒还让人头痛不已。

我再结合他本人的体质,他体质还算正常,不是明显的痰湿体质。而催吐排出酒精其实对人体伤害非常大,对于醒酒方,中医里面也是有很多的小方子,效果也还可以。我给他拟了一个效果很不错的醒酒小方子,葛花10克,茵陈10克,三七粉0.5克,龙眼1克。

按照我的醒酒方组成,王秘书每天把药煮好,放冰箱里,快到应酬的时候就拿出来加热喝下去,顺便再吃点东西填填肚子。第一次喝完酒之后,就觉得药方起了作用,同样的酒量,头晕的感觉轻了许多,也不用跑到洗手间去催吐了。于是这个小药方便成了他的家常用药,不会有什么副作用,从此工作感觉轻松了许多。

解酒方里的葛花是中国的传统药物,长期以来被用于缓解酒后呕吐等症状,民间素有"千杯不醉葛藤花"之称。清代李汝珍的《镜花缘》中,曾称赞"葛根最解酒毒,葛粉尤佳。" 在酒前服用葛花解酒茶,不容易出现头痛、头晕、呕吐等症状。酒后服用可促使酒精快速分解和排泄,有助于消除身体中残余的酒精在肝、胃中的沉积,达到醒酒、健胃、保肝、护肾、补元气的目的。日本福冈大学的科研人员从葛花中分离出多种异黄酮和皂角苷,并确定了它们的结构。在对人体细胞的实验中,他们发现其中的一种皂角苷有强大的保肝功效,而异黄酮则有较强的消除活性氧的作用。科学家认为,葛花中含有的皂角苷和异黄酮分别在免疫系统和内分泌系统中发挥着协调作用,可以改善酒精对人体造成的新陈代谢异常,从而起到解酒醒酒的作用。验证了中医长年积累的经验是有效的。

茵陈和三七粉都是保肝护肝的良药。喝酒伤肝是人人皆知的道理,因为酒精经肝脏分解时需要多种酶与维生素的参与,酒的酒精度数越高,肌体所消耗的酶与维生素就越多，茵陈和三七粉都有明确的保肝护肝的有效成分，药理学研究也表明茵陈有利胆、保护肝功能、解热的功效。

龙眼含有很高的糖分和丰富的维生素，中医记载有壮阳益气、补益心脾、养血安神、润肤美容等多种功效，解酒方加上龙眼不但改善了口感，对胃还有一定的保护作用。

在我们中医学里面，能够解酒的中药其实有很多种，苦参就是其中一种，《名医别录》也记载苦参"除伏热肠澼，止渴，醒酒……"但苦参太苦，难以坚持。菊花能疏散风热，平肝明目，清热解毒，也是解酒中药。《药鉴》记载菊花"解醉汉昏迷，易醒，共葛干煎汤。"也就是说可以和葛花或葛根配伍，效果更好一些。除此之外，白扁豆、肉豆蔻、草果等都有解酒功效，通过配伍，均能起到很好的解酒作用。所以中医中药对于解酒是有一定的优势的。

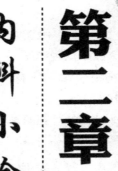

第二章

内科小验方，慢性病不用慌

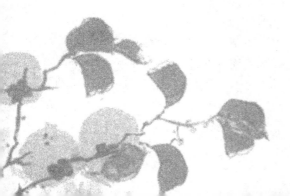

陈氏消渴症调养方，
味甘不苦有独创

> **主要适应证：糖尿病轻中度**
>
> **小方组成：枸杞子10～15克，地骨皮10～15克，麦冬10克，大生地10克，夏枯草10克**
>
> **用法：制成免煎颗粒，早晚各冲服一付**

现在上了年纪的中老年人有很大一部分人深受糖尿病的折磨。糖尿病是一种终身服药的慢性疾病，只能延缓它的进程，预防并发症的发生，而中医在这些慢性病的预防和治疗方面有很大的优势。在中医看来糖尿病的主要发病原因就是阴虚有热，导致上焦心肺、中焦脾胃、下焦肝肾的不和。

我曾经遇到过这样一个病人，一位从商的男士，40多岁，糖尿病史已有三年，血糖一直控制得不好，工作十分繁忙，经常是不能准时吃药，甚至有时连饭都简单吃点。终于有一天觉得手指有些麻木就快去医院看病，一测血糖餐前将近10了，餐后15点多，医生提醒他一定要按时注射胰岛素并配合口服药物治疗，可是他就是难以控制吃饭和用药时间。后来经别的朋友介绍就找到了我。

初次见就觉得他体型属于腹型肥胖，和他聊了一会得知他想找一个简便有效的方法控制血糖，每天按时吃饭注射胰岛素太难规律了。于是我建议他每天喝水时在水里泡10～15克的枸杞子，再开了一个调养方，制成免煎颗粒，工作时每天在包里带上两付，早晚各冲服一付。

在我的这个调养方中，枸杞子可以说是起到滋阴补肾的作用，有效控制多尿的症状，现代药理研究枸杞子还有降血压，有效降血糖的作用。

地骨皮，又称枸杞根皮，枸杞全身是宝，受到许多名人的宠爱，宋代苏东坡就爱种植枸杞，他在《小圃五咏》中，就有咏枸杞的诗句："根茎与花实，收拾无弃物。大将玄吾鬓，小则饷我客。"意思是说，春食枸杞苗叶，秋采果实，冬食其根，枸杞从苗、叶到实、根，全身都是宝。食用它们大的方面可使我白发变黑，小而至于用来招待宾客朋友。地骨皮养阴，退虚热，可以有效降血压，降血糖。

患有糖尿病的人，高的血糖浓度和高排尿量，会加剧其口干口渴的症状。解决这个问题，可以适当用些麦冬。中医学认为，麦冬有养阴生津的功效，"麦门甘寒，解渴除烦，补心清肺，虚热自安。"药材市场上把麦冬分为"杭麦冬"及"川麦冬"。浙江产的杭麦冬质量好，四川产的川麦冬个长瘦瘪，质较差。现代药理研究显示麦冬对血糖尚具有双向调节作用，还能促进胰岛素细胞的自我修复。

大生地有补肾精，降压、降糖和强心的作用。枸杞、地骨皮和大生地是三种补肾的药，因为诸病皆聚于肾。这个方子在早期治疗糖尿病中，就把肾摆到一个非常重要的位置。

夏枯草是一味比较苦的中药，但是"苦含阳气"，之中的降糖素100克相当于22单位的胰岛素。

此外，我推崇肾为人体之本，要想养生先要养肾，因此我教了他两式锻炼的招数，搓肾俞穴和点涌泉穴。而针对糖尿病人的"三消"，我教了他一式揉胸揉腹的动作，即胸部、胃部、少腹部，从上至下依顺时针方向各揉八八六十四次。

过了大约半年后又遇到了那位商人，现在他脸色红润，血糖基本控制

穴位小贴士

　　肾俞穴是肾的背俞穴，该穴靠近肾脏，为肾气传输之处。肾俞穴位于腰背部，当第2、第3腰椎棘突之间旁开1.5寸，即命门穴旁开1.5寸，左右各一。可用软尺从肚脐水平环绕腰部一周，与脊柱的交点就是命门穴。命门穴向左右旁开两横指就是肾俞穴。

　　涌泉穴是人体足底穴位，取穴的时候，可采用正坐或仰卧、翘足的姿势，位于足前部凹陷处第2、第3趾趾缝纹头端与足跟连线的前1/3处。

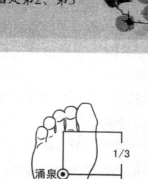

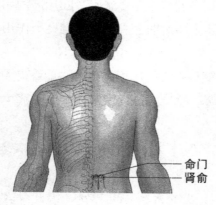

命门
肾俞

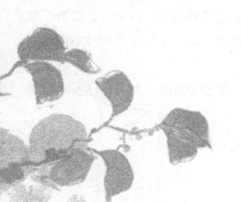

17

**麝香止痛酒，
冠心病可急救**

主要适应证：冠心病急救和预防

小方：麝香止痛酒

材料与制作方法：麝香1克，草红花10克，血竭、乳香、没药各3克，川乌、草乌各2克，丹参10克，苏木10克，七叶草10克，土鳖虫10克，地龙10克，川芎9克。将各种药物泡在56～65度白酒4两中，密封好口以后每天上下摇匀3～5次，数天以后就可以外用了

用法：具有活血通经止痛的作用。局部外擦，主要用于冠心病心绞痛的治疗，对各类癌症疼痛、风湿、类风湿、痛风、跌打损伤等疼痛类症状也具有很好的缓解效果

　　我认识一些中老年人，他们患有中老年人的一种常见病——冠心病，年龄大概在四五十岁以后，有些是家里有遗传的原因，有些是长期血脂偏高，有些身体肥胖，也不运动，不少人还常常伴有高血压、糖尿病、痛风等其他类型的疾病。

　　打个比方，如果把人比作一个蔬菜大棚，把人体的心血管系统比作一个蔬菜大棚的浇灌系统，心脏则相当于浇灌系统的水泵。分布在蔬菜大棚的水管和浇水喷头则相当于运送血液的人的血管。

如果人吃得越来越多，动得越来越少，精神压力日益变大，这是一个漫长的积累过程，就好像水泵、水管的年限久了，再加上水源不那么洁净，那么水管就可能产生水垢、锈斑一样，从而使水流不那么畅通了，就会影响到水泵的共用。同时，水管有堵塞的现象，水泵就要增大力量才能泵水，这对水泵而言又是一种有害的事情。这样整个系统就是一种比较混乱的情况。如果供应能量的管子出了问题，心脏怎么可能会相安无事呢？我们中医眼中的冠心病就是因为心的阳气不通，气血运转转慢形成的，就好像上面的水管子卡壳了，需要修理一样。

冠心病中医叫胸痹、心痛、心绞痛、真心痛，治疗这些病特色还是以调肾为主。"胸痹"、"真心痛"指的就是冠心病的症状。

那么为什么冠心病和肾有关呢？

中医有句话叫"心肾相交，水火既济。"肾阳上温心阳，使生命之火更具活力；肾水上济心阴，致使"油"足而火源不绝，又可抑制心火不致于偏旺。同样，心阳下交肾阳，使命门之火不衰；心阴下滋肾水，使肾水足而肾火不亢。这就是水火既济，心肾相交。

肾为五脏六腑之本。它受五脏六腑之精气而藏之。就是五脏六腑的精华都得藏到肾精那里。如果你原阳不足，心阳振作不起来，那么脾阳也凉。首先应该温肾阳，同时温脾阳，才能理气活血、化瘀、祛痰、活络等。阳气通了，病就好了，就好像卡壳的水管子又畅通了。

一些冠心病病人心痛的时候，到医院来治疗，该吃的药也吃了，该打的针也打了，治疗以后心电图之类的指标也都基本正常了，但是心绞痛的症状老是不能全好。我有一个针对冠心病的方子，自制麝香止痛酒，用棉花蘸着外擦膻中、心俞以及前胸后背位置，心绞痛很快就能缓解了。

麝香止痛酒实际上最早是为了治疗癌症疼痛创制的。20世纪50年代末，卫生部首任部长、冯玉祥将军的夫人李德全部长提出，用打针、吃药的方法解决癌症疼痛来的比较慢，看能不能找一些其他的办法。于是在80年代创建中医急诊科的时候，我通过临床不断地摸索得到一些经验，创制了麝香止痛酒的方子来治疗癌症疼痛。后来我在临床上发现，这种酒在治疗冠心病的时候止痛效果很好，后来就也经常用它来治疗冠心病了。

麝香止痛酒不仅仅用于急救。对几乎所有疼痛都可以用它进行缓解，比如风湿、类风湿性关节炎、骨关节炎、通风、跌打损伤等。

有冠心病的人可以把它作为保健用途，日常进行外擦，可以起到预防的作用。

方子中的麝香是中枢神经兴奋剂，有开窍醒神、活血通经、止痛的效果。《本草纲目》记载，麝香通诸窍，开经络，透肌骨，解酒毒，消瓜果食积，治中风、中气、中恶、痰厥、积聚症瘕。它成年的雄性麝科动物的香囊的分泌物干燥制成的，具有非常好的开窍活血、通经止痛的作用，非常名贵，在中医里我们叫它细料药。

丹参、草红花、川芎等能活血化瘀、通经活络。土鳖虫、地龙等虫类药可以活血通经，主要擅长疏通小的络脉里的气血。乳香、没药、川乌、草乌等具有很好的止痛作用。血竭、苏木、七叶草等更是治疗跌打损伤、瘀血疼痛的主要药物。

将这些药物倒入白酒，白酒没过药材。然后要密封好，每天上下摇3~5次。放在阴凉处，1周到2周之后就可以使用。

冠心病发作的时候，可以先找手腕上两指左右的内关穴，擦上麝香止痛酒，再沿着两根骨头之间向上掐按，一直按到手肘，反复几次。然后在胸口找两肋相交往上的膻中穴，涂上药酒，反复揉按就可以了，一般很快疼痛就能缓解了。如果觉得找起穴位来比较麻烦，也可以在前胸、后背广泛地涂抹，作用也是一样的，就是药酒用得多一些。

麝香止痛酒除了用在疼痛发作的比较急的时候，也可以预防性的使用，一些上了年纪的病人在跟人吵了架、生了气之后，我建议可以提前在前胸、后背涂上药酒，休息一下，尽量来避免一些不好的心血管事件的发生。

需要注意，麝香止痛酒在配制的时候要把装酒的瓶口密封好，每天需要上下颠倒着摇匀3～5次，这样有助于药物的有效成分的溶出，效果会比较好。此外，麝香止痛酒是用于局部外擦的，用高浓度的白酒泡，有些病人可能对酒精、麝香等一些成分比较容易皮肤过敏，起红色的斑疹，那就要注意不能使用了。还有孕妇也是禁用的。

穴位小贴士

内关穴，在腕横纹上2寸，掌长肌腱与桡侧屈肌腱之间，简便取法可用食、中、无名三指并拢，从腕横纹上数至手指外缘及两筋间即可。

膻中穴在胸部前正中线上，有两种方法能够帮助我们准确找到这个穴位：第一种方法是数数自己的肋骨，找到第4肋间隙，在左右第4肋间隙的水平线和前正中线的交点处，即是膻中穴；第二种方法是对于男性来说更简便些，那就是两乳头之间连线的中点，即是膻中穴。

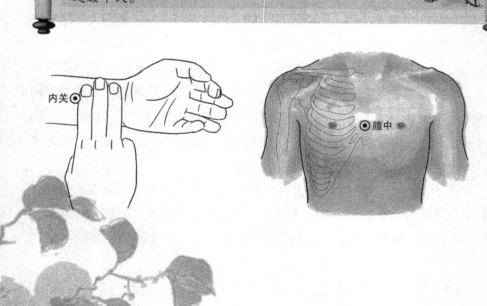

内关

⊙膻中

主要适应证：**哮喘发作的预防及治疗**

小方组成：**陈氏止哮定喘汤**

西洋参10克，草红花10克，桃仁10克，杏仁10克，川贝10克，蛤蚧10克

用法与用量：**每付用300毫升水煎两次，混匀后每天分两次服用**

在冬天还未到来时，不少哮喘病患者就开始感到不安，因为每到这个季节，哮喘发病的机会就会大大增加。俗语说"内科不治喘，治喘丢了脸。"意思是说哮喘的病因病机比较复杂，治疗起来是不容易的。

哮喘一旦得病往往反复发作，得病的人就容易喘咳、呛嗽，晚上睡觉仰卧不安宁，进而影响日常的饮食。频年的咳嗽，还容易造成脏腑的内伤。很多病人在发病的时候用了支气管扩张剂、糖皮质激素等等，但是这些药物存在较大的副作用，而且哮喘的再发率高。

刚得哮喘病时，病情较轻，防治措施得当的话，病情一般能得到长期控制。但是，许多患者重视不够，不能及时合理的进行治疗，病情就很容易一年比一年加重，用药量也越来越大。因此，及时合理的治疗对于哮喘病人十分重要。目前国际上还没有能够根治哮喘的办法，但对于季节性哮喘患者而言，其治疗应重在"防治"，防是治疗哮喘的根本。哮喘的最关键治疗方法是不让其发作，而不是等到有症状后才去治疗。

我向大家介绍一付简单而实用的小方子，陈氏止哮定喘汤，西洋参10克，草红花10克，桃仁10克，杏仁10克，川贝10克，蛤蚧10克。

中医学认为外因是诱发哮喘的重要因素，内因是在肺经有宿痰积聚，感受外邪时可引起气动痰升，阻塞肺脏的络脉，表现出来痰鸣喘逆的症状。要想彻底治疗哮喘就得釜底抽薪，治疗自身可以引起哮喘的根本，也就是哮喘患者体内的宿痰，没有了长期留居的痰瘀，就不会引起外邪的入侵，当然也就有效得预防了哮喘了。

在此方子中，西洋参保护肺脏的正气，养肺阴，调节人体脏腑机能。中医认为肺为娇脏，喜润勿燥，要养肺就得润肺。另外，草红花可以活血化瘀，疏通血络，虽然历代医书中一般都是使用止嗽化痰定喘益气这些药，但是这个方子的突出特点是使用了活血药，活血药在治疗哮喘上有独特的疗效。桃仁杏仁可以润肺，杏仁可以降肺气，治疗肺气不降导致的喘，川贝和蛤蚧为化痰的良药，几味药相互配合，有效地预防了哮喘的发生。

此外，可以用肉桂、白芥子、甘遂、细辛、玄胡研成细末，白芥子和玄胡各30克，甘遂、细辛、肉桂各15克。生姜榨汁，将姜渣过滤后只取生姜水，姜水常温下只能存放一个对时，当日使用。用姜汁与蜂蜜调匀，用搓汤圆的方法把药物搓成指头大小，放入膏药贴中，制作成三伏贴，分别贴敷在天突穴、双侧肺俞穴、膻中穴、定喘穴。制作的三伏贴需要及时使用。于入伏后初伏、二伏、三伏，每天中午10点到下午2点左右贴敷，每天1次，连续3年为1个疗程。这就是中医说的"冬病夏治三伏贴"。

因为三伏天是一年里天气最热的时刻，是自然界阳中之阳的时节，人体阳气充沛，皮肤腠理疏松，药物容易通过体表的经络深入脏腑发挥作用，而且采用"阴病以阳药治之"，使伏于肺内阴寒的宿痰之邪得到温化，达到

"益火之源，以消阴翳"的目的。

方中北细辛和白芥子辛温入肺经，温肺祛痰，白芥子刺激穴位，帮助其他中药药效更容易地进入人体。但是白芥子也会刺激皮肤，需要讲究贴敷时间，大人为4～6小时，小孩为1～2小时，如果贴敷后皮肤过于热或痒，可以减少时间。甘遂用于驱逐痰饮，玄胡能行气行血，使气畅血行。肉桂性温，补阳气和扩充毛细血管，祛除外在风寒。

两种方法配合使用，充分体现着"治未病"还有"未病先防"的中医理念。在冬天还未到来之际，大家可以试试这个方子，等到天气变化，冬天来到时会有意想不到的效果。

穴位小贴士：

1. 天突穴

在颈部前正中线上，胸骨上窝中央有一个能够调理气机、缓解呼吸道痉挛、止咳平喘功效的穴位。取仰靠坐位，右手食指放置于两锁骨正中间，然后向上移动一点，有个凹陷的地方，那就是胸骨上窝中央，天突穴之所在。

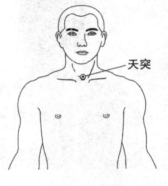
天突

2. 肺俞穴和定喘穴

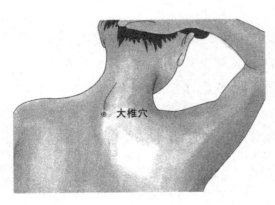
大椎穴

肺俞穴位于背部，当第3胸椎棘突下，旁开1.5寸。取穴时，可以先找到大椎穴，当我们低下头时，在项部突起一块高骨，这块高骨是第7颈椎棘突，它下方的凹陷处就是大椎穴。如果突出的骨头不明显，或有两个突出差不多高的棘突，可以尝试一下方法：低头，同时左右活动颈部，两个骨头中不动的骨节为第1胸椎，这个骨节上方凹陷的就是大椎穴。

从大椎穴垂直向下推按，至第3个突起下方的凹陷，左右分别旁开2横指，即是肺俞穴。

定喘穴：大椎穴，旁开0.5寸处（自身大拇指的宽度为1寸）。

也可以用简便取穴：上半身直立，举起右手，手肘尽量抬高，手掌自然斜放于颈背部，中指下的凹陷处就是左侧肺俞穴。同理，以左手取右侧肺俞穴。用这种方法也能够自行完成对肺俞穴的按摩。

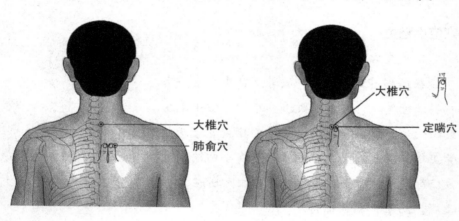

健康小贴士：

有些人到了冬季都泡在医院和药罐子里，属于寒哮型的人，可以用麻黄3克，细辛3克，陈皮6克，姜半夏6克，云苓6克，杏仁6克，前胡6克，白前3克，苏子6克，莱菔子6克，把叶子10克，生草6克。此为儿童药量，可以遵医嘱加减用量。以上为6岁儿童药量，如用此方请遵医嘱加减

> 适宜人群：易怒，或者过度疲劳、或者平时大量饮酒、高脂肪饮食的人群
>
> 药膳：三七粉药膳

　　我有一个朋友，他平时遇到一点小事情就容易犯急，一次为了自己孩子一次考试没有考好又起急了，还冲着孩子发了一顿脾气。这件事情之后，他老觉得头晕不止，眼睛瞅着东西也有点模糊。碰到我，就和我聊起来家事还有身体上的不适。我告诉他，在中医来讲，肝主气藏血，肝脏存储人体的气血，"怒则伤肝"、"怒则气上"，生气会使得储存在肝脏的气血流失，流失容易，可要再储存回肝脏就很难了。一个人很容易生气的话，久而久之，必然导致肝脏自身功能的受损。

　　我告诉他，肝以血为体，以气为用，生气容易损伤肝气肝血，应该学会制怒，做到心平气和。也不能心急如焚，恨不得第二天就能痊愈，要以柔养的方式耐心调理，让营养物质帮助肝细胞进行修复，使其正常功能得以恢复。我给他开了一剂药膳：鸡肉200克，三七粉3克，醋元胡15克，制乳香6克，精盐、黄酒、葱、姜适量。

将醋元胡和制乳香置锅内加水适量，隔水蒸，水开后用文火蒸30分钟，去渣留汁。将鸡肉放入锅内，加水、精盐、黄酒、葱、姜适量一起煮，时间不宜煮得过长。食用时将药汁和三七粉一起倒入锅内，稍煮片刻即可。

此外，我们现代人的生活节奏加快，饮食结构也趋于多元化，很多人工作起来就过度疲劳，有些人需要维持与客户的关系，经常需要大量饮酒、高脂肪饮食，不知不觉中很多人也就得了脂肪肝、肝硬化，而要积极益肝补肝就显得尤为重要，经过大量的临床实践，三七在益肝补肝方面显示出了强有力的疗效。

中医认为"肝为刚脏，体阴而用阳"，刚脏就是说肝脏像是一位将军，具有刚强之性，易亢奋和抑郁。"体阴"是指肝为"刚脏"，必须有阴血的滋养才能发挥正常的生理作用。"用阳"是指肝的功用像是太阳那么重要，指挥一身之气的通行顺畅；肝还有一个功用就是藏血，可以调节身体里血液的运行和分布。了解到肝脏的特性和功能，我们就可以想到血液的正常运行对于肝脏是多么重要了。而要益肝补肝就应该从血来论治。

三七粉正是符合肝脏的需求和特性，一是三七它入肝经，二是它具有止血、散瘀、消肿、定痛的功效。就像大家都知道的药引子似的，三七它就专门入肝，直达所要保护的肝脏。三七止血、散瘀的功效可以有助于肝脏调节血液在体内的运行，实为益肝护肝的良药。清代的《本草纲目拾遗》记载："人参补气第一，三七补血第一，味同而功亦等，故称人参、三七为中药之最珍贵者。"

我们在临床上将三七用作治疗肝病导致脾肿大的一味药材，我也曾经注意到一个肝硬化患者病情好转的病例，这位患者诉说每天冲服三七粉来保健。

三七粉有生熟之分，生三七治疗各种出血症，如吐血、外伤出血、跌打淤血，囊肿疼痛、产后血瘀、瘀血腹痛等。熟三七具有补血活血的作用，可以促进造血、抗炎、保肝、抗肿瘤、镇痛的功能。我们在日常生活中，可以冲服三七粉，用温开水或者温米汤送服，每次3～5克。也可以把三七加到日常的饮食中，或者炖肉类，做成药膳。

温馨提示

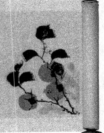

　　孕妇是忌服的。此外，正常人如果一次大剂量服用三七粉，超过35克，可以引起毒热上攻，服用时一定要注意控制剂量和用法。

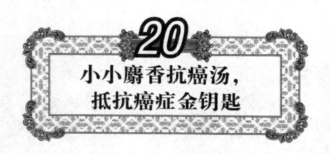

小小麝香抗癌汤，抵抗癌症金钥匙

适应证：癌症及癌症术后

小方：七叶莲10克，鲜蜗牛20个，白花蛇舌草10克，蜈蚣2～5条，全虫10克

林先生今年57岁，去年，他曾因上呼吸道感染入院，那时候根本没当回事。今年的一次例行体检中查出肺癌晚期。噩耗犹如晴天霹雳，全家人都惊呆了。接下来一连串的治疗，手术切除了大半个肺，放化疗不敏感，不得不中断治疗。最后在邻居的介绍下，来到我门诊进行中医治疗。

在中医看来癌症属于正虚邪实、邪盛正衰的一类疾病，所以治疗的基本原则是扶正祛邪，攻补兼施。要结合病史、病程、四诊合参及实验室检查等临床资料，综合分析，辨证施治，做到"治实当顾虚，补虚勿忘实"。

扶正之法主要是根据正虚侧重的不同，并结合主要病变脏腑而分别采用补气、补血、补阴、补阳的治法；祛邪主要针对病变采用理气行气、化痰散郁、调畅情志，注意休息，有利于癌症的康复。

考虑到林先生已经切除大半个肺，所以用药应该在驱邪的同时注重顾护正气，但是他对放化疗不敏感，就需用中药中的"血肉有情之品"，也就是中药中的动物类药物。于是我给他开了一个简单的小方，七叶莲10克，鲜蜗牛20个，白花蛇舌草10克，蜈蚣2～5条，全虫10克。

七叶莲也叫龙爪叶，可以祛风止痛，活血消肿，行气祛湿。癌症具有特殊性，很多癌症病人谈及色变的是癌痛。西医镇痛用度冷丁，七叶莲是中药里很好且可以长期服用的止痛药。癌症后是一个漫长的治疗和康复过程，而七叶莲在癌症开始痛的时候就服用，有不错的效果。此外，它还用于跌打损伤、骨折疼痛者，以及寒湿瘀阻的痛痹，也就是风湿性疾病。

有类中药是很传奇的，在很多武侠影视剧都出现过，它们对于一些非常顽固的病症，比如肿瘤、关节炎等，有着非常重要的作用，这就是虫类药物。中药的虫类药物包括范围很广，除了大家都知道的蜈蚣、蜗牛、蚂蚁、蝎子之外，还有珍珠、麝香都算在这之内。我们的祖先在谋求生存而与自然斗争的历史中，曾经饮血茹毛，也总结和积累的有治疗作用的虫类药物。而中医食用虫类药物治疗疾病也已经有上千年的历史。《神农本草经》中载药365种，而动物药就有67种。

虫类药物种类很多，作用概括起来主要就是攻坚破积、活血祛瘀、行气和血、消痈散肿、搜风解毒等。本方中的蜗牛作为药用动物用于治病，在我国已有悠久的历史，许多古书中早有记载。李时珍《本草纲目》早有以蜗牛治病的记载，近代中医学也认为蜗牛具有清热解毒消肿的共用，对高血压、高血脂、恶疮、癌症有辅助治疗作用。

全虫和蜈蚣是抗肿瘤药中药性峻猛、有毒性的药物，在保证用药安全之前提下，用适量的此类药物来治疗癌肿癥瘕等病情较重、顽固难愈的疾病。邪毒郁结是肿瘤的病机特征，邪毒深陷，非攻不克，用这些虫药，可以直达病所，起到攻坚、破瘀、散结、消肿、除块的功效。这些虫药的有效成分激活经气，使人体气血调和、毒去正安、调和阴阳，养正而防癌。

此外，蝎子还可供食用，《聊斋志异》著者蒲松龄就用炸食蝎子作为延年益寿的补品。如果是作为美食，也不要食用太多。还有虫药也不是适宜所有人群的，需要在医师的专业指导下服用才能有效果。

　　白花蛇舌草以全草供药用，它抗癌解毒的功效很好。很多抗癌的方子中经常出现白花蛇舌草这味中药，有人把它称为"抗癌圣药"。其实，这种药剂性偏寒，有些患者身体本身比较弱，如果长期服用，会导致身体虚弱，因此不能随意，应该在医生的指导下服用。

　　林先生在方药的调理之下，已能正常生活。上述药物并非所有证型的人都适用，需要根据病情和人的不同体质，适当增减方药，且在专业医生的指导下服用。

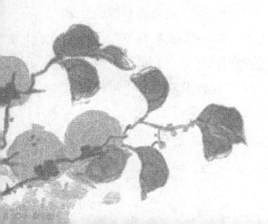

21

脾胃好管家，
不能舍"皮"的橘子

症状：**脾胃运化失常，腹胀痞闷**

小方：**陈皮10克、枳实6克**

用法与用量：**以水200毫升，药材冷水下锅，水开后继续煎煮20分钟，去掉药渣饮汤。**

061

陈皮对于大家来说很熟悉了，也就是晾干的橘子皮。很多人都用橘子皮来除味，比如冰箱里有味道就放几瓣橘子皮进去，味道就没了。然而在中医药体系中，它有什么功用呢？

在中医看来，陈皮的作用很多，最主要的作用就是理气调中。《本草汇言》说它"味辛善散，故能开气；其气温平，善于通达，故能止呕、止咳，健脾和胃者也。"大概意思是说陈皮在中医五味中属辛、苦，性温，温能养脾，辛能醒脾，苦能健脾。现代药理研究，陈皮含有挥发油、橙皮甙、维生素B、维生素C等成分，它所含的挥发油对胃肠道有温和刺激作用，可促进消化液的分泌，排除肠管内积气，增加食欲，显示了芳香健胃和驱风下气的效用。陈皮中的果胶对高脂饮食引起的动脉硬化也有一定的预防作用。

由此看来，陈皮是治疗脾胃胀满、运化失常的一味良药。在防病治病过程中陈皮有很多的治疗效果。有一个女患者，40多岁，每次在吃完饭后腹部胀气，憋闷难忍，还时不时得打嗝，每天必须用暖水袋焐着肚子才舒服些，这让她十分痛苦，每到吃饭时就发愁，生怕吃了又胀肚，就不敢多吃，但是还是会饭后胀肚、打嗝，有时还伴随着矢气，不得已只能去就医了，来到医院，大夫就建议她做个胃镜，排除一下实质性的疾病，她实在是惧怕胃镜的痛苦就到门诊找到了我。

来到门诊，一看到她脸色苍白，稍微弯腰，我就知道她脾胃可能有些问题了，用为中医认为，脾属于黄色，脾虚会导致脾不能将心脏产生的血液运送到头部，导致面色晦暗、枯黄，有时会导致贫血。经过细致的望闻问切，我将她诊断为脾胃虚弱、运化失常导致腹胀痞闷，要想彻底治疗就得恢复脾胃的功能，从根本上解决胀的问题，而不是只是一味的行气。她苦于吃药，于是我拟了一个两味药的小方。用陈皮和枳实配合，健脾行气，消痞除胀。

其实陈皮这味药不仅可以调理气机，其实它还可以健脾开胃，使气体进出的通路顺畅，那么气就不会留居在腹部导致胀满，而配合枳实就是相互促进了，和陈皮共同促进气的协调通畅。不过需要说明一点，刚剥下来的橘皮是不可以用药的，要在通风的地方把它阴干，让橘皮里的有害物质充分挥发，这样放上1~2年就可以入药了，所以才叫陈皮。

就这样这位患者早晚各服用一次这两味药熬的药汁，开始只是稍稍觉得舒服些，肚子没那么胀了，不过还是有些矢气，于是继续服用了一个月，一个月过后肚子已经不像以前那样胀了，可以直起腰了，也不用担心在公众场合会矢气了。心情也开朗了不少，面色也越来越红润了。

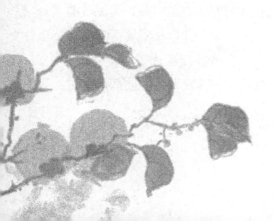

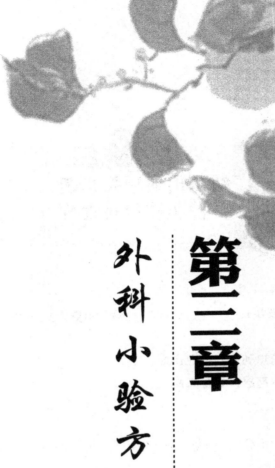

第三章

外科小验方

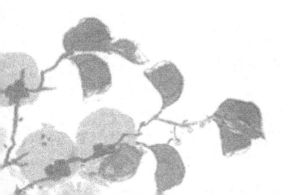

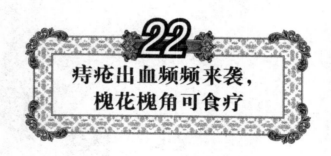

痔疮出血频频来袭，槐花槐角可食疗

小方：槐花10克，槐角10克，地榆10克，大小蓟各5克，黄芩10克，生草9克

功用：清热利湿，凉血止血

用法：水煎服，每日二次

　　痔疮是一种十分常见的肛肠外科疾病，民间还经常流传着"十男九痔，十女十痔"的俗语，虽然这仅仅是一种夸大的说法，但却在一定程度上反映了痔疮在人群中较高的发生率。现代人们的生活压力大，生活节奏快，生活不规律，饮食无节制，更是在一定程度上增加了痔疮发生的可能性。总体来讲，痔疮可以分为内痔、外痔、混合痔，其中内痔是以出血和痔核脱出为主要表现，外痔主要是存在肛门异物感。在起初这些症状只是很轻微，往往引起病友们的忽视，有的甚至到了内痔嵌顿，疼痛不已的时候才去就医，这时候往往都需要手术治疗，既增加了痛苦，也增加了治疗费用，所以痔疮应当早期治疗。

　　我有一个老乡，在家乡做生意，经常外出应酬，酒肉几乎从来就没断过，蔬菜和水果摄入很少，再加上生活压力大，生活方式不健康，得了便秘，每次大便干结难下，时间长了，逐渐出现了厕纸上有少量鲜红的血迹，同时伴有肛门灼热。可他不顾家人的劝解，不纠正自己的生活方式，也不去医院就医，有时为了避免大便时的不适感，甚至两三天才排一次大便。这样久而久之，成了恶性循环，痔疮出血越来越重，直到有一次喝完酒以后，发现大便时不再是厕纸染血，而是鲜血点滴而下，出血量比以前要多，这才慌了神，给我打电话求助，告诉我除了便时出血、肛门灼热外，还经常觉得口中粘腻，口臭，心烦。我让他照着镜子看了看自己的舌头，又问了问他大便时有没有注意到肛门处有异物脱出，他告诉我舌苔比较黄、比较厚，大便后用厕纸清洁时能摸到肛门处有柔软的小团块，略有肿痛，但是很快能够缩回。听到他这样描述，再结合他平时的生活、饮食习惯，我告诉他这是典型的湿热下注的内痔出血，叮嘱他首先要纠正生活方式，先戒酒，忌食辛辣油腻的食物，多吃水果、蔬菜，养成良好的排便习惯，然后给了他这样一个小方子：槐花10克，槐角10克，地榆10克，大小蓟各5克，黄芩10克，生草9克。水煎，每日分二次服。一周以后，他又给我打来电话，说痔疮出血明显比以前少了，大便也较以往通畅了，其他的症状均有不同程度的缓解。

　　那么为什么会出现痔疮出血呢？痔疮发生有一个很重要的诱因，就是长期便秘。就像我的这位老乡，首先是出现了便秘，大便干结难下，这就导致了他每次大便时间比较长，而且排便很费力气，这样一来，就会引起肛门静脉系统的曲张，内痔形成，再加上辛辣酒精的刺激、干结粪便的摩擦，很容易出现出血。

　　另外，中医认为，痔疮的致病因素很多，但以风、湿、热、燥、气虚、血虚为主。我这位老乡就是由于长期醇酒厚味，导致湿热内生，湿热往下走，"热迫血行"，出现了出血的症状，而前面提到的肛门灼热、口中黏腻、口臭、心烦，这些都是湿热内盛的表现。所以我首先告诉他要保持良好的生活和饮食方式，这样一来呢，便秘就能得到缓解，出血的诱因可以解除。

　　其次是我给他用的这个小方，民间有一句话，"痔疮便血槐花验"，意思是如果出现痔疮便血的症状，就用槐花来治疗，效果十分灵验。现代研究发现，槐花含有芦丁、槲皮素、槐花二醇等成分，能改善毛细血管的功能，对毛细血管有保护作用。槐花所含的鞣质还能缩短出凝血时间，从而达到止血的目的，加快痔疮愈合。苏东坡有"细细槐花暖欲零"的诗句。当槐花盛开时，人们喜欢将其摘取，拌以面粉蒸食，或用开水烫一下，捞出炒食。槐树的嫩叶，也可以开水焯后凉拌或炒食。

中医认为槐花有清热凉血、止血的功效，对吐血、尿血、痔疮出血、风热目赤等有显著疗效。槐角（即果实），有清热、凉血、益肝等功效，可治肠风下血、痔疮出血、阴湿痒等症。此外，地榆、大小蓟这三味药能够清热凉血止血，地榆还具有消肿敛疮的作用，诸药并用，自然湿热去，便血止。中医认为，地榆入胃、大肠经，有凉血止血、解毒敛疮之功，为凉血、收敛止血的良药，且本品有清热解毒，收敛之功，外用又常为水火烫伤要药，故《本草纲目》说它能"除下焦湿热，治大小便出血证。"

得了痔疮并不可怕，只要保持良好的生活方式，忌食辛辣刺激食物，保持大便通畅，再配合药物治疗，很多患者都能够免除手术的痛苦。另外，平日可以做一些训练动作，比如每天进行一定程度的提肛动作，对预防痔疮的发生有很好的效果。北方有人喜食槐花饺子，或者用槐花代茶饮，用开水冲服，既有预防痔疮的效果，也不失茶之清香。需要注意的是，孕妇忌吃槐花。

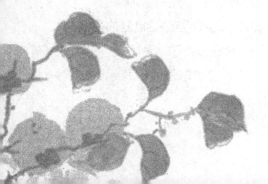

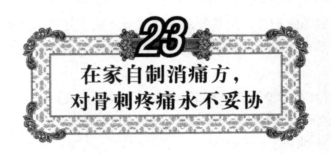

23
在家自制消痛方，
对骨刺疼痛永不妥协

主要适应证：骨质增生，骨刺疼痛等

泡酒小方子：灵仙50克，乳香没药各15克，川草乌各3克，麝香1克

用法：用白酒浸泡7日后外涂

　　每个人的手上都生过"老茧"，但是没有人把手茧子当成是"病"。但要是手上"水肿、起泡"了，就要适时去"呵护"下。同理，我们说的骨刺，也就是骨质增生，它本质是人体骨骼的一种"衰老"现象，是一种正常的生理现象。中医认为骨质增生的产生主要是因为人的脏腑筋骨平时不注意保养，随着年龄的增长，肝肾之气衰退，精血不足，筋骨失养，再加上反复劳损、外伤以及受到风、寒、湿邪的侵袭，便产生了骨质增生，人体筋骨的这种变化是一种自我保护的机能。 在中医中是没有骨质增生的病名，如果骨质增生造成了"骨重不可举，骨髓酸痛"等症状，使人感到不舒服时，我们才把骨质增生当做疾病来对待，中医将之则归属于"骨痹"范畴。

　　我有一个患者，六月中旬经人介绍找到了我，当时她右腿膝盖疼痛，尤其在上下楼的时候，要单腿错步才敢一节节的下楼梯，走平路时时间稍微长点（200米左右）就感觉到膝盖发软，无力支撑，需要休息一会儿才能继续行走。到医院拍片，影像显示在膝关节外侧下方有一游离体，故诊断上述症状是游离体所致，属于骨质增生，建议让手术取出此物，消除不适症状。

我用拇指按压她膝盖周边部位，发现右膝外侧上面部分有一明显压痛点，其他部位没有发现具体压痛点，但该压痛点与影像提示的游离体位置并不相同。我给她开了一个药酒方，灵仙50克，乳香没药各15克，川草乌各3克，麝香1克，回去后用白酒浸泡7日，7日后外涂病灶部位，也就是压痛点的地方，以缓解该部位的疼痛症状。同时嘱咐她让膝盖处于一种舒服的位置，不要过于劳损，平时注意保暖，不要受寒。

这个小方中灵仙，也就是威灵仙，其命名是说它的药性威猛，效果灵验如仙。威灵仙，云台山盛产，威灵仙治鱼骨哽喉有良效，因此云台山民间有"铁脚威灵仙，白糖和醋煎，熬汤服下去，鱼骨软如绵"的歌谣流传。《药性歌括》中说"威灵苦温，腰膝冷痛，消痰痃癖，风湿皆用。"它功效祛风除湿，通经活络止痛，善于治风湿骨痛。

乳香和没药都源自于树脂，他们都有着很悠久的历史背景，是古老且非常贵重的香料，我们中医生开处方的时候常一并使用，在处方上写"乳没"，意即"乳香加没药"。这个药对多用于跌打损伤，是伤科的重要药物。

大多患有类风湿关节炎的人都知道，川乌、草乌止痛效果非常好。尤其需要注意的是，生草乌中含有的大量神经毒，用它炮制的药酒穿透力很强，能快速透过皮肤渗透进入血液中，容易引起中毒，使用一定要选制川草乌，且泡酒用量与散剂相同，外擦时不要内服。在中医里，川乌、草乌入肝经，大热且有大毒，因为它们祛风散寒、通络止痛的功效特别强，且含有麻痹神经的毒素，所以很多风湿关节炎、骨关节炎、肩周炎等患者很喜欢使用。但

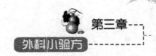

使用的时候一定要咨询医生。

　　患者回去后不久开始用药外涂，10天后她走平路时间和距离都已经有了很大的延长，按压疼痛症状有所减轻，但是不太明显，我让她继续使用。后来坚持了1个多月，她走长路和上下楼梯的时候均无明显不适的感觉了。

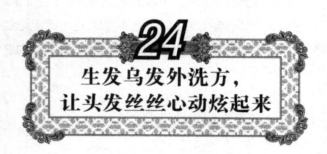

24 生发乌发外洗方，
让头发丝丝心动炫起来

> **小方：** 鲜侧柏叶30克，生麦芽10克，黑芝麻10克，何首乌10克
>
> **功用：** 生发乌发
>
> **用法：** 水煎，兑温水洗发，每2～3日一次

俗话说爱美之心人皆有之，随着现在人们生活水平的不断提高，越来越多的人注意自己是否有一个良好的形象。就拿头发来说吧，以前我们看到染发、烫发的大多数都是女性，而现在经常能看到小伙子也在做发型、烫发，市面上美发、养发的护理产品也是五花八门，头发的美观与否已经越来越受到人们的重视。

我们病房一位病人的护工有一天找到我，说家里有个孩子头发不好，想让我给想想办法。我一听倒也不是什么大问题，另外毕竟中医讲究的是辨证论治，不见到病人，自然也就没有办法辨证施治，于是就答应她改天把孩子带来看看。过了两天，护工把孩子带来了，我一看，是个二十多岁的小伙子，一米八的个头，体型中等，可仔细一瞧，果然他的头发可不像一般年轻男性的那样乌黑润泽，反而一点"精神"也没有，呈微黄褐色，软软的贴在头上，头顶部位还有些稀疏。我用手摸了摸，头发细软，有些干燥，头皮也很干，有干燥的头屑。再问病史，这个孩子还是从小在武术学校学习的，现在经常在外表演，身体素质自我感觉还不错。说到这大家可能疑惑了，这脱发虽然青年人也可见到，但一般都是头发油性比较大，光亮油腻，头皮瘙痒，也就是西医常说的"脂溢性脱发"，而这位小伙子从小练武，应该讲身体比较壮实，气血比较充盛，脂溢性脱发最有可能，可是却头发细软干枯无光泽，这是为什么呢？我又继续详细问了他的平日生活，原来这位小伙子虽然在武术学校学习，但是训练强度比较大，伙食相对来说一般，而且在外表演的时候也是在各个城市之间来回奔波，吃饭、休息都没有完全的保障，慢慢才觉得每次洗头时头发越掉越多，头发色泽也大不如前，另外还经常熬夜。再看舌象，舌质淡，舌苔薄白，两手脉都是细脉。看到这里，可能有的朋友也明白了，这位小伙子之所以脱发、头发色泽不佳，正是由于长期奔波、饮食不佳导致的。为什么这么说呢？中医讲"肾者，主蛰，封藏之本，精之处也，其华在发……"，也就是说头发的濡养，离不开肾中精气，而肾精是否充足，一方面来自于先天之精，另一个很重要的方面便是来源于后天之精，即水谷精微的充养。只有先天禀赋充足，后天水谷精微充盛，才能滋养脏腑肢节，头发自然才能光泽乌黑。正是由于他平素劳累，饮食不佳，以致后天精气不足，头发失养，才发根不固而脱发，发质细软，发色褐黄。

　　由于这个小伙子不愿意吃汤药，我就给他出了这么一个外洗的小方：鲜侧柏叶30克，生麦芽10克，黑芝麻10克，何首乌10克，煎汤兑入温水洗发，如果没有鲜侧柏叶，也可以用炮制后的侧柏叶代替。《梅师方》载"以侧柏叶治头发不生"；《圣惠方》载"以柏叶治头发黄赤等，然皆作为外用"。我认为，柏叶治脱发，必须生用、外用，若炒炭或内服则疗效几丧失殆尽。侧柏叶分为两种，一种是生侧柏叶，一种是侧柏碳，生侧柏叶有清热凉血，防脱发，生发的作用。侧柏碳是止血的，所以一定要注意这里使用的是生侧柏叶。

071

侧柏叶、何首乌、黑芝麻都能够生发乌发，麦芽外用可以滋养发根，久用可以起到固发防脱、乌发的作用。小伙子回去照此方洗发2个月后，脱发逐渐减少，头发也较以前有光泽了许多，我又叮嘱他尽量注意生活、饮食习惯，长久坚持，必能获益。

需要注意的是，这个生发乌发外洗小方，主要是针对须发失于濡养，除了可以用在一些先后天不足导致脱发的年轻人外，更能够广泛地应用于中老年朋友。而如果是脂溢性脱发，用这个小方并不对证，应当使用一些去湿热的药物外洗，比如黄柏、黄芩等。

另外，在洗发的时候也有一些小窍门，比如不要用指甲去挠发根，这样很容易损伤头发，正确的做法是用十指的指腹轻轻按摩，才能够有效的保护发根。平素也可以用梳齿是圆头的梳子轻柔地梳发和按摩头皮，能够促进局部的血液循环，加强对发根的营养。

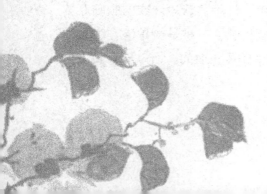

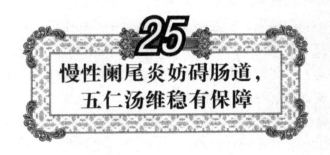

25
慢性阑尾炎妨碍肠道，
五仁汤维稳有保障

处方：冬瓜仁15克，瓜蒌仁30克，甜瓜子仁15克，薏苡仁15克，桃仁15克

主要功用：利湿排脓、利水消肿

073

　　和我们一起经常运动的老张，最近上场的时间越来越少了，每次打一会球就捂着肚子到旁边休息。我纳闷起来，不会生什么病了吧？于是跑到他身边，问他怎么回事。他叹了口气，说右下腹疼痛很长时间了，时间也不固定，丝丝地隐痛，运动后会加重一些，休息一会儿就又好了。到医院检查，肠镜、CT都检查了，说是慢性阑尾炎。开了很多药，吃了似乎有点用，但不见明显好转，想动手术把阑尾切掉，最终也没下这个狠心，所以很是郁闷。转过头问我："你不是学中医的吗？古人也有可能得阑尾炎的，他们不动手术，怎么治的？"这一问让我想起了以前用过一个方子：冬瓜仁15克，瓜蒌仁30克，甜瓜子仁15克，薏苡仁15克，桃仁15克，一次水煮100毫升，一副药煮两次，混在一起，早晚喝，一天喝完。

　　这是一个在民间治疗慢性腹痛流传已久的方子，治疗了不少的慢性阑尾炎。我详细了解了他的病情后，分析了一下，老张平时大便就不通，常常三四天才一次大便，而且有点硬。吃饭也是喜欢肉类，青菜吃得少，也不爱喝水。从中医的角度来看成，属于阳明腑实证，不但要泄热，通便才是最重要的。我和他说，慢性阑尾炎不是动手术的指征，要是我们吃药能治好的病，就可以不用动刀子，于是和他从中医角度分析他的病情，使他有吃中药的动力，才把这个方子给了他，药很便宜，他一下拿了30包，吃完之后，大便通畅了许多，有时候还拉稀了，但仍坚持了一个月。感觉好了许多，腹痛已经离他远去，曾经的运动老将又回来了。

这个小方子多数是由瓜仁组成的。其中冬瓜仁功效清热化痰，利湿排脓，常常用于肺热咳嗽，肺痈，肠痈，带下，白浊等证。瓜蒌有全瓜蒌、瓜蒌皮、瓜蒌仁之分，其中瓜蒌仁重在润燥化痰，润肠通便。《本草纲目》就说瓜蒌仁能"润肺燥，降火，治咳嗽，涤痰结，利咽喉，止消渴，利大肠消痈肿疮毒。"现代医学还把瓜蒌制作成了注射液，它的功效也是受到了科研人员和专家们的重视的。

薏苡仁其实就是超市里的薏米，也是保健食物中的一种。本药性偏凉，能清肺肠之热，排脓消痈，治疗脓痰，常常与苇茎、冬瓜仁、桃仁等同用，如《千金方》里的苇茎汤，所以上面那个小方子的来源也是从这里来的。

桃仁重在活血祛瘀，润肠通便，配合前面几个清热药，常治肺痈肠痈等证。为什么要加入这个桃仁呢？这是治疗慢性阑尾炎的关键，慢性阑尾炎常常因为久病而出现血瘀，光清热不化瘀，慢性阑尾炎在恢复过程中得不到应有的血供而好转很慢，现代医学对桃仁进行有效成分提取，发现提取液能明显地降低血管阻力，改善血流动力，其中的脂肪油可润肠通便，水煎剂还有镇痛、抗炎、抗菌等作用。

这几味药都有润肠通便的作用，所以加起来作用更强，偶尔拉稀也就不足为怪了，这是药效的一部分。古人就说"肠腑以通为用"嘛，肠道不通，自然就可能产生炎症。

其实，我们现代人生活节奏很快，饮食结构也不尽合理，很多人工作都很繁忙，上起班来也不爱喝水，怕跑厕所。好不容易休周末，也是在家睡觉或者出去玩，很少有意识去锻炼身体。有些人需要维持与客户的关系，经常需要饮酒，高脂肪饮食，不知不觉肠腑积热，肠腑不通就出来了。中医认为这是痰湿体质，是脾胃受损引起的，所以肠腑不通也不能妄下通便猛药，否则阴液耗损，伤了正气，再调养回来就困难了。慢性病不能急用药，就是这个道理。

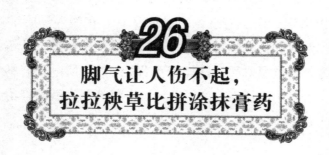

26

脚气让人伤不起，
拉拉秧草比拼涂抹膏药

> **处方：** 生麦芽30克，蒲公英10克，鲜侧柏叶10克，鲜葎草（拉拉秧）10克，煮水泡脚
>
> **适应证：** 脚气，没有继发溃烂和红肿的情况下泡脚

脚气困扰了非常多的人，某种意义上来说是难言之隐，脚气患者最难受的就是治疗难的问题了，整日踩着个臭脚丫，不但会让人敬而远之，还可能让脚部出现溃烂的情况。

和我同一个小区的小李因为参加户外活动，鞋子把脚磨出了水泡，回来后跟朋友们一起去按脚。几天后发现脚痒，仔细一看大脚趾和第二个脚趾之间表面上有一些小水泡，不久水泡消失后开始脱皮，仍然奇痒无比，用手搓起来就不能停下。用他的话说就是："脚气之痒，剧于蚊叮虫咬，半夜痒不能寐，大挠特挠。"后来涂了一些杀真菌的药膏，如浮琪、达克宁各种抗生素一起上，终于几天就控制住了。便没有继续涂，脚又开始起水泡，右脚小脚趾边缘跟脚底也开始出现水泡，因为不怎么接触脚，所以手上没有水泡，脚上有水泡的地方接触可感觉痒，轻微的，水泡自己破裂后会形成银屑样外观，但还是会在原处起水泡，于是继续涂药。那年冬天，小李发觉自己体重超标了，开始节食减肥，没几天脚气就犯了，因为节食，营养不全面，所以就算是用了抗生素，脚气也还是越发严重。比较了脂肪肝和脚气的严重性之后，小李还是决定继续节食减肥。几个月后，体重回复到正常，可是脚气却越来越严重了，脚上几乎找不到完整的皮肤，到处起着水泡，而且奇痒难当，他几乎绝望了。试了很多种方法，甚至用啤酒泡脚都试过了，但脚气总是反反复复。常常听说中药治疗脚气很有效果，自己也想试试中药。我看了他的脚，再详细地了解他的病程。于是决定开个洗脚气的方子：鲜侧柏叶10克，鲜葎草（拉拉秧）10克，煮水泡脚。并教育他说瘙痒是脚气发病时的一个常见现象，这也导致很多脚气患者在选药时以止痒效果为主。殊不知，很多止痒型的脚气用药，都是单纯激素类药物。激素类药物虽能解除过敏性瘙痒，但所含激素却会成为真菌的"营养剂"，使真菌肆意繁殖。因此单纯激素类药物不仅治标不治本，而且会导致脚气真菌的繁殖和感染。所以根本原因在于低抗力下降，菌群失调，以致 "真菌得志，脚不聊生"。

在治疗脚气的中药中，有许多的泡脚方，上面就是其中一个疗效特别好的一个方子，刚开始看这方子时，我也认为脚气不可治愈，不过后来实践这个方子，先是自己使用，没想到用了一星期后，我的脚气好了，到现在都没犯，不管穿什么鞋子，都没再痒过，所以把这方子介绍给小李，小李用了两个星期，脱皮就基本消失了，也不瘙痒了。

从中医学上来说，脚气是由外感湿邪风毒，或饮食厚味所伤，积湿生热，流注腿脚而致病。治宜清热燥湿，祛风止痒，有时还要补益气血。鲜侧柏叶具有凉血，止血，祛风湿，散肿毒的功效。鲜葎草清热利尿，消瘀解毒，现代药理研究表明鲜葎草的乙醇浸液在试管内对革兰氏阳性菌有显著抑制作用。用这两药泡脚，就像把药慢慢浸入到皮肤，把皮屑洗掉，直接让药物破坏真菌赖以生存的沃土，通过一定的时间，使躲在皮肤深层的真菌清除掉，做到"斩草除根"，脚气才不会"死灰复燃"。

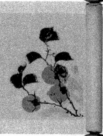

健康小贴士

　　脚气重在注意预防保健。比如说要勤换鞋子，勤洗脚洗袜子，开水烫啊，暴晒啊，不和别人用同一双鞋啊，等等，然后再避免接触真菌环境。

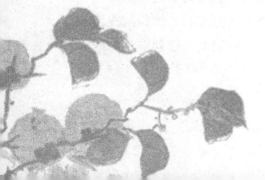

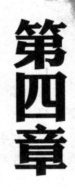

第四章

女性小验方，
散发你由内而
外的美

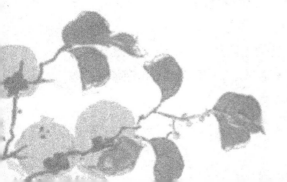

亮泽皮肤哪里找，
冬瓜籽仁有高招

主要适应证：皮肤晦暗

小方组成：冬瓜籽

用法及用量：把鲜冬瓜籽30克加水榨汁，长期用以洗面或沐浴，能使肌肤白嫩。想美白的女性朋友可以试一试

有个亲戚家的女儿来我家做客，中午在市场买了好多菜来招待她，饭桌上她突发奇想问了我一个问题，说自己感觉最近脸色越来越不好，皮肤没有光泽，向我要个简单的方子改善一下肤色，我指着冬瓜虾仁这道菜说，看到这道菜了吗，里面就有你想要美容的东西，冬瓜籽就是很好的美白药，还可以改善晦暗的肤色。

我们健康人的肤色，应该是红黄隐约，肤色润泽，方彰显健康，不健康的红色和黄色，往往是黯沉，没有光泽，正如《黄帝内经》所言"黄欲如罗裹黄，不欲如黄土"，就是指肤色要像薄的罗缎裹着黄，黄的有光泽而不黯沉。

中医认为皮肤晦暗和气血瘀滞有关，就像是自然中的河流，活水就可以永远保持清澈，长期不流动的死水也就容易腐败了，面部皮肤粗糙晦暗、萎黄无华的原因就是气血津液亏虚。

　　面部肌肤的润泽或粗糙与人体气血的盛衰及津液的敷布正常与否密切相关。如《望诊遵经》所言："盖润泽者，血气之荣，光明者，润泽之著，有血气即有润泽，有润泽即有光明也。夫光明润泽者，气也。"意思是指皮肤的润泽赖气血津液以濡养，如果气血津液亏虚，则肌肤晦暗不泽。

　　肺脾二脏在气的生成和津液的输布代谢方面发挥着重要作用。肺脾气虚时，气及津液的生成及敷布均受影响，则皮肤失养而枯槁无泽。如《望诊遵经》说："皮肤润泽者，太阴气盛，皮毛枯槁者，太阴气衰。"

　　多种原因引起的瘀血或痰饮内蓄，也可影响血液和津液的正常输布，使面部气色晦暗。如《难经.二十四难》说："脉不通则血不流，血不流则色泽去，故面色黑如黧。"

　　多种情志因素，均可致五脏功能失调，气机紊乱，气血悖逆，不能上荣于面，而使面颜失泽。如《望诊遵经》说："悲则气消于内，故五脏皆摇，色泽减。"

　　此外，有很多人饮食不节，营养不足或失调，可致肌肤失养失泽。如《望诊遵经》说："饱食者，血华色而益泽，饥则气衰，甚则气少，故腹馁者，色泽减而少气。"

　　常处于较恶劣环境，如风吹日晒，也会使人面部皮肤粗糙枯槁。如《望诊遵经》指出："形容枯槁，面貌黧黑，因受酷热严寒之困……身体柔脆，肌肤肥白，缘处深闺广厦之间。"

　　肌肤的润泽和人的年龄密切相关。随着增龄，人体组织器官逐渐老化，脏腑、经络、气血津液失调，而致肌肤失养枯槁无泽。

　　大家都经常吃冬瓜，知道冬瓜连皮一起吃有很好的利水消肿作用，但是往往大家把冬瓜籽给扔了，其实冬瓜籽有很好的消炎作用。在中医看来，冬瓜籽可以润肺，化痰，消痈，利水。治痰热咳嗽，水肿，脚气，痔疮，鼻面酒齄。《日华子本草》中说冬瓜籽可以"去皮肤风剥黑皯，润肌肤。"就是可以祛斑，美白的意思。

　　冬瓜籽含有植物油中的亚油酸等，是来自天然的润泽皮肤的美容剂，用冬瓜籽榨汁洗脸，可以使容颜红润光泽，皮肤细嫩柔润，头发乌黑光亮。所以，冬瓜籽具有相当高的美容价值。正如《神农本草经》谓本品能"令人悦泽好颜色，益气不饥。"用鲜冬瓜籽30克加水榨汁，用来洗脸，相当于使用了纯天然的美白面膜，给皮肤以自然的润泽，想美白的朋友可以一试。

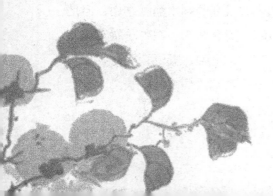

主要适应证：女性手脚冰凉

小方组成：涌泉穴贴敷麝香壮骨膏

禁忌：孕妇忌用

现代快速的生活节奏导致很多女士工作压力大，生活不规律，很年轻就已疾病缠身，到了秋冬季节，有很多女性患者主诉最让她们痛苦的症状就是手脚冰凉，有时还伴有小腹及腰部冷凉，每天必须抱着热水袋，但是手脚冰凉还是不能改善，更严重的是还伴有痛经，

这些冷凉疼痛的病症实在是给女士们带来了极大的痛苦。有54%的女性都有发冷的现象。这种手脚冰凉大多与季节转凉、人体内阳气不足有关，算不上大毛病，只要做好保暖，适当运动，注意饮食调养，再学一些按摩等调理的方法就会有很大改善。

手脚冰凉会导致女性月经少、月经不调，甚至不孕；女性在经期、孕期和产期等特殊生理时期，由于体虚，更容易引起手脚冰凉。如果不及时加以预防，会导致精神不佳、身体畏寒。长期手脚冰凉在冬季还可能导致手脚冻伤。另外与风湿病、胃病等疾病有关。

中医认为，手脚冰凉是一种"闭症"，所谓"闭"即是不通，受到天气转凉或身体受凉等因素的影响，致使肝脉受寒，肝脏的造血功能受到影响，导致肾脏阳气不足，肢体冷凉，手脚发红或发白，甚至出现疼痛的感觉。

要想根治手脚冰凉就应该找到一个确实治本的好方法，导致手脚冰凉的最终原因就是肾脏阳气不足，那就要温补肾阳，以达到温全身阳气的目的，我推荐首选涌泉穴。

涌泉穴，涌，外涌而出也；泉，泉水也。该穴名意指体内肾经的经水由此外涌而出体表。本穴为肾经经脉的第一穴，它联通肾经的体内体表经脉，肾经体内经脉中的高温高压的水液由此外涌而出体表，故名。之所以选涌泉穴就是因为涌泉穴为肾经的要穴，我国现存最早的医学著作《黄帝内经》中说："肾出于涌泉，涌泉者足心也。"意思是说：肾经之气犹如源泉之水，来源于足下，涌出灌溉周身四肢各处。所以，涌泉穴在人体养生、防病、治病、保健等各个方面显示出它的重要作用。

现代医学研究人类的足底部含有丰富的末梢神经网，以及毛细血管、毛细淋巴管等器官，它与人体各个系统、组织、器官有着密切的联系。通过对涌泉穴的推搓可以加强它们之间的相互联系，有效地改善局部毛细血管、毛细淋巴管的通透性和有节律的运动性，从而促进了血液、淋巴液在体内的循环，调整人体的代谢过程。

而麝香壮骨膏的主要成分有麝香、八角茴香、山奈、生川乌、生草乌、麻黄、白芷、苍术、当归、干姜、薄荷脑等。其中最主要的成分是麝香。有镇痛、消炎的功效，用于风湿痛、关节痛、腰痛、神经痛、肌肉酸痛、扭伤，挫伤。中医认为麝香壮骨膏里的麝香为雄麝的肚脐和生殖器之间的腺囊的分泌物，辛、温，具有开窍醒神、活血通经、止痛、催产的功效，与涌泉穴配合可以达到温补肾阳，以温全身之阳气的作用。对付手脚冰凉有不错的效果。

小贴士

手脚冰凉的女士应该注意以下几点

1.注重食疗：吃一些促进血液循环的食物，比如芝麻、菠菜、花生、豆腐、大蒜、辣椒、咖喱。牛羊肉中的蛋白质、脂肪、铁质也可以改善手脚冰冷的情况。

2.平时多做一些运动：运动可以帮助血液循环，使气血通畅。

3.睡前泡泡澡或者泡泡脚：睡前泡泡澡和泡泡脚，一方面可以促进血液循环，让身体暖和起来，还可以舒解压力，有益睡眠。

4.御寒衣物要充足：建议在办公室多准备一件薄外套，适当保暖，人常常因为忙碌而忘了多加件衣服。

如果冬天天气太冷也要加手套及袜子来防寒。尤其是在睡觉时要注意脚部保暖，因为脚部失去温暖就不易入睡，可借由温暖的棉袜帮助保暖。

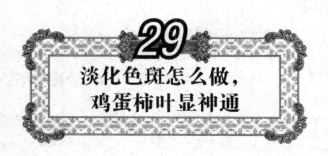

29
淡化色斑怎么做，
鸡蛋柿叶显神通

症状：色斑

小方组成：熟鸡蛋黄，柿子叶

用法及用量：蛋黄用法—熟鸡蛋黄磨成粉，用白酒浸泡7天，用时取适量涂抹于色斑处

柿子叶用法—用青嫩的柿叶采来阴干磨成粉末，用同等的凡士林混合调匀后，每天擦于斑处，过段时间后洗去

　　邻居老王是个乐天派，平日里总是笑嘻嘻的，可是这几天她却一副愁眉不展、心事重重的样子。细细打听，我才知道原来老王是为了女儿脸上长斑的事情发愁。老王说，孩子从小口味就比较重，对蔬菜类的食物从来都是"拒之门外"。时间一长，脸上竟开始长斑，原本白白净净的脸现在星星点点地分布着深深浅浅的斑，看着真是让人着急。带她去看医生吧，医生说是黑色素沉淀，以后要多吃青菜，注意营养搭配。我们按照医生的嘱咐，尽量给孩子做些营养均衡的饭菜，但是看女儿脸上的斑，根本就没有变淡的趋势，真叫人发愁啊。

　　我跟老王说，其实不用担心，孩子年纪小，喝汤药还不大适合，但是有一个方子，简单又安全，很容易操作，也没什么副作用，你可以试试看：把熟鸡蛋黄磨成粉，用白酒浸泡7天后涂抹在有色斑的地方，慢慢地就会见效了。大概三个月之后，我又见到老王，她乐滋滋地告诉我，多亏了你的方子，孩子的斑变淡了许多，一些小点的色斑已经不见了，大些的还是有，不过颜色已经很淡了，这个方子真是神奇的很啊。我笑了笑，其实方子看似简单，蕴含的医理却十分精深。

中医认为色斑是由于经脉不通，导致瘀血内停，心血不畅，新陈代谢滞障而使皮肤中的黑色素、有害物质等淤积体内形成的，所以祛斑的关键在于通络活血，阻止黑色素沉积。而鸡蛋属于血肉有情之品（即能够给人以一定滋补助益之功的动物性食品），鸡蛋中的蛋白与蛋黄功能各有不同，古人对此认识尤深，蛋白外表色白气清，可以补气；蛋黄与蛋白比起来，则稠厚浑实，性温补血活血。

如《本草纲目》云："卵白，其气清，其性微寒；卵黄，其气浑，其性温。精不足者，补之以气，故卵白能清气，治伏热、目赤、咽痛诸疾。形不足者，补之以味，故卵黄能补血，治下痢、胎产诸疾。"

李时珍也说："鸡子黄，气味俱厚，故能补形，昔人谓其与阿胶同功，正此意也。"说的正是鸡蛋黄的活血特性可与阿胶相媲美。当然鸡蛋黄难以消化，不宜多吃，正如《本草求真》所云：多食则滞。

本方外用鸡蛋黄，正是取其气味厚重之性。鸡蛋黄可以说是脂肪、蛋白质、维生素的富矿，它含有丰富的脂肪，包括中性脂肪、卵磷脂、胆固醇等；其钙、磷、铁等矿物质含量也很多；而它所含蛋白质之多更足以让其他食物逊色；同时，它含有丰富的维生素，其中以维生素A、维生素D、维生素B最多。外用鸡蛋黄可以通络活血，祛斑养颜，实为美容良药。

此外，还有很多人喜欢吃柿子，其实很多人想都没想到的柿子树的叶子也是一宝，它有一个独特的作用，就是祛斑。科学研究表明，柿子树叶除了含有相当可观量的蛋白质、氨基酸和多种维生素，还含有胆碱、芦丁、丹宁这些物质，特别是维生素C的含量，远高于其他的水果和蔬菜。我们常吃的柿子不仅是一种可口的水果，而且还具有较高的要用价值呢，鲜柿、柿霜、柿蒂都可以入药。《本草纲目》上面就记载："柿乃脾肺血分之果也。其味甘而气平，性涩而能收，故有健脾、涩肠、治嗽、止血之功。"柿子浑身都是宝，那么扶载柿子成长，为柿子灌输营养的柿子叶，其所含的营养就更可想而知了。

当从柿子树上采下青嫩的柿子叶，然后放在阴凉的地方晾干，量稍微多一点，这样便于磨成粉末。然后把柿子叶干粉和商店里买来的凡士林，按照1：1的同等比例混匀，擦在长斑的地方，过15～20分钟再洗掉，也可以根据自己的情况掌握涂擦的时间。这样连续10～15天，色斑会逐渐变淡，直至消退，而且相对而言，没有什么副作用，还是比较安全有效。

营养小贴士

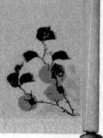

　　柿子叶突出的营养在于含有高于普通茶叶几十倍高的天然维生素C，而且胆碱、芦丁、黄酮试等的含量远高于水果与蔬菜，如果长期饮用柿叶茶，可以防止老年斑的生成。

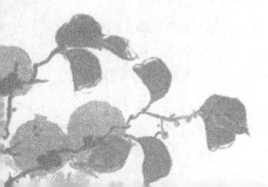

贫血了，记得多吃五红汤

主要适应证：贫血轻者

小方组成：五红汤 花生衣6克，大枣2枚，红糖1～2勺，枸杞子15粒，红小豆10克

用法及用量：用水500毫升浸泡2小时后，煮至约300毫升，每付煮两次，混匀后分早晚两次温服

现在人们的生活水平已经有了很大的提高，但是贫血的人数还是在增加，究其原因和很多爱美的女性为减肥而节食有关。那天出门诊，一位50岁左右的女士带女儿来看病。这位女士忧心忡忡，面露难色。原来她的女儿为了减肥，天天节食，脸色越来越差，到医院一检查，红细胞数稍微低于正常值，算是轻度贫血。

在家人的劝说下，女儿不再节食，但因为之前节食的缘故，胃缩小得厉害，想要在最短时间内恢复胃动力看来也是不可能了，于是找到了我，希望能给她调理一下。考虑到她的状况，我想现在不宜用太大的方子，以免伤了胃气。于是我给她开了一个药食同补的方子：花生衣6克，大枣2枚，红糖1～2勺，枸杞子15粒，红小豆10克。

在中医看来，女子以血为本，贫血会导致很多女性疾病，最常见的就是月经不调，月经量少，严重的甚至会导致不孕。所以千万不能怠慢了"贫血"，认为它是无足轻重的小病。那么怎么治疗贫血呢？

我们常说，量体裁衣，对症下药。既是贫血，则应当补血，而要生血，自然不能不提到脾。脾可谓是造血的工厂，它可以把人体吸收的食物，呼吸到的气体转化为精气，然后将精气转化为血。所以追本溯源，对待贫血就需要从脾的角度来论治，一是要健脾，使脾变得更强健，以增强生血的能力；另一个就是温脾阳，为脾生血提供足够的能量。

上述五红汤中的药材，都是红色的食疗药，它们在补血健脾方面各展其能。

花生衣味甘、微苦、涩，平。可以止血、消肿。实验室研究显示，花生衣能对抗纤维蛋白的溶解，即可减轻出血，缩短凝血时间，促进骨髓造血机能，增加血小板的含量，改善血小板的质量，加强毛细血管的收缩机能，对出血及出血引起的贫血有明显疗效。

大枣则是我们熟知的补气养血、健脾安胃的佼佼者。患有骨质疏松的中老年人，以及正处于生长发育高峰的青少年和女性容易发生贫血，对于他们来说，富含钙和铁的大枣称得上最理想的食疗品，其保健效果非寻常药物所能媲美。大枣对病后体虚的人也有良好的滋补作用。此外，大枣还含维生素E，有抗氧化、抗衰老等作用。

红糖为温性药，可以温脾阳，助脾生血；枸杞子也不可小觑，它能补脾肾之阴，为生血提供必要的阴液及精华；红小豆则能健脾利湿。五药合用，健脾的功效能够大大增强，自然而然也就可以达到养血补血的作用了。

小贴士：

铁为造血所必需，所以补充铁对于治疗贫血也大有益处。铁的主要食物来源有：动物血、肝脏、鸡胗、牛肾、大豆、黑木耳、芝麻酱、牛肉、羊肉、蛤蜊和牡蛎。谷物、菠菜、扁豆、豌豆、芥菜叶、蚕豆、瓜子（南瓜、西葫芦等种子）中也有丰富的铁。此外用铸铁锅煮番茄或其他酸性食物，也可增添铁质。

31
美白面膜纯天然，暗沉肤色也能调理出雪肌

> **处方：**白芷4克，白附子4克，白僵蚕1克，菟丝子2克，川芎2克，香附2克，打成极细粉末
>
> **用法：**每天认真洗脸，彻底清洁肌肤，然后取少量药末，用蜂蜜或蛋清调成糊状敷在面部，30分钟后洗去

俗话说"一白遮百丑"。皮肤白皙是众女士的追求，就像人类对于光明的追求一样从未停止，胭脂水粉几乎是每个成年女性的必备品，到了现在，更是有粉底、散粉、定妆粉、粉饼等零零总总的粉饰家族，但粉饰的都不是真实的。从中医角度看，不白往往是身体健康欠佳，脏腑气血失调，处于亚健康状态的表现。所以，真正的美白不但要注重局部皮肤的美白护理，还要强调内治内调。

现在网上流行的美白方法有很多版本，有些美白药妆价格昂贵，有些是几味中药磨成粉制作面膜。在这里我不得不说一下为什么我比较推崇中药美白。由于家父懂得中药的缘故，自小我对中药是比较感兴趣的。并且，经我亲身试验后也发现，古时宫廷里使用的药方不是浪得虚名的！最重要一点，它见效很快，但是费用异常少！譬如，有名的"雪肌精"，里面含有薏仁提取液，但是一支要几百元！而自制200克的药，才不过8元，效果绝对是超值！另外，相对于普通面膜，中药敷脸效果是很持久的，从里到外深层去除黑色素，这是那些不用就返黑的普通面膜所不能及的。当年慈禧太后经常使用的美白药方叫玉容散，里面本来还有一些医治风湿的药，现在去掉这些药之后，经过临床一再加减，慢慢形成了上面这个美白方。

和我同一小区的一个姑娘小雅曾经以为皮肤晒得黑黝黝的是一种健康之美，直到有一天，找男朋友时才发现，其实自己最期待是美白的肌肤。可是已经晒黑的皮肤想白回来并不是那么容易。于是开始怀念美白的肌肤，从那以后，美白就成了小雅每一天的必修功课。为了美白，收集了很多方法，例如去角质，珍珠粉，各种美白产品以及食物疗法。可是美白效果都不是很明显，或者白得很不自然，白了又黑，黑了又白。后来听说中药美白是给皮肤一个综合调理的过程，能让皮肤美得自然，美得健康。但中药美白方多而杂，又怕用不好反而有害无益。正好找到了我，咨询了一下，为了打消小雅的顾虑，我把慈禧太后美白的原方拿给她看，又把方子的演变过程一一告诉了她。在确定无害的情况下，她决定坚持一试，因为美白不是一天两天的事，我建议她坚持一个月以上。一个月之后，她反馈说，这个中药美白方让脸上皮肤不仅仅白皙，还透着淡淡的红，小雅自己都没有想到可以这样的自然美。但她不知道停药会不会反弹，不敢轻易停药。我说，中药不是激素也不是重金属，这种美白是内在健康反应在脸上，只要生活习惯良好，注意保养，是不会反弹的。

美白方中白芷，白附子，白僵蚕比例最好固定，这是古代多名医家探索出来的，这三味药均入肝经和大肠经，能够祛除额头、脸颊的黑头黑斑，对皮肤也有一定的美白作用，基本上美白的中药面膜都喜欢用这几药搭配，这都是古代美白方的经验留存。

菟丝子、川芎、香附归经不同，能够养血行气解郁，使气血运行通畅，气血荣，肌肤才能红润。另外现代研究表明菟丝子、川芎、香附都有调节内分泌的功效。许多脸上长斑的女性就是因为内分泌失调的原因。这几味药合起来，加上蜂蜜或者蛋清，使药物有效成分更快深入肌肤，调理皮肤细胞。要是中药打粉不够细腻，药物有效成分不能充分溶解出来，效果就会打折扣。如果条件有限，粉末较粗，也没关系，加少许蜂蜜后蒸热了可以使药物扩散出来。或者在敷面膜的时候用空气加温机的雾气辅助，效果也不错。

皮肤美白不是一时的事情，需要分阶段的护理。由于一年四季的气候不一样，皮肤的状态也会相应的产生变化，但皮肤细胞最怕的就是缺水，所以在运用面膜来达到美白肌肤的作用时，要时时记得给皮肤充足的水分。只有根据气候及皮肤的变化，选用合适的美白方法，才能在一年四季里保持肌肤的健康白净。

32 巧用皇族固元膏，养生保健蕴含中国智慧

处方：阿胶半斤，核桃一斤，黑芝麻一斤，红枣一斤，枸杞一斤，桂圆半斤，冰糖半斤

做法：将上述小方材料绞碎。再倒入黄酒2斤(给小孩吃时可改加酒味较淡的料酒)，搅拌均匀后，放入盆子里，盖好盖，然后再放入大锅内，隔水蒸。先用大火蒸15分钟，然后用小火蒸1个半小时，完全蒸透。放凉后，放入洁净、干燥的大瓶子里收藏

吃法：大病初愈的身体较虚弱，一日2次，一次1~2勺；女性用于治疗妇科疾病，一日2次，一次1勺；保健用，每天1勺；睡眠不好，晚上泡脚后吃1勺，利于睡眠；小女孩临睡前也可吃上小半勺。有的人吃了以后有上火的症状，可以将量减少

现在由于养生方面吸引了不少眼球，人们越来越重视健康。面对市面上林林总总的养生知识，市面上各种养生信息层出不穷，电视上的营养学家说着一些老生常谈的话。鱼油、蛋白粉、天然维生素的瓶瓶罐罐有多么神奇的效果……我们往往不知所措，好像说得都很有道理。而固元膏，也叫阿胶核桃膏，据传是慈禧晚年非常喜欢的一道药膳，也有说此方是由唐代杨贵妃所

创，常食可以养血润肤，头发乌黑。因为古代只有皇家贵族才吃得上这种滋补保健品，所以也叫皇族固元膏。我们为何不能自己做自己的保健品呢？

一天我在公园晨练，遇上许久不见的老邓。老邓是我们一起在公园下棋的棋友，50多岁了。那天遇见他，发现他精神还可以，不是那种待在家病在床上的人。我上前打招呼。他一眼认出了我，拉着我说起了家常。听他说，原来他之前咳嗽胸闷，去医院查出了肺结核，经过规范治疗，病情是好转了。但由于疾病缠身，加上吃药的副作用，使他身体十分虚弱，站起来的力气都快没有了。只好一直在家休息，也不见身体有好转的时候。后来用了一个方子，发现身体慢慢有了起色。说着老邓随身掏出了那个方子。我一看，这不就是皇族固元膏吗？慈禧太后就很喜欢吃这个药膳。他一听就来劲了，原来这个方子那么有出处，说明是经过考验的。于是打算一直吃下去。对于这个方子，我也是比较认可的。它适宜气血亏虚的中青年女性，肾阴阳两亏、肝血不足的老年人，以及体质差的人群食用。但吃的人最好先咨询过中医专家，适当调整药剂，以适合自己使用。

在"皇族固元膏"的配方中，冰糖是常规原料，如是糖尿病人需去掉，可适当加大枸杞子用量。如果便秘严重，可加芝麻用量。如果气虚严重，特别怕冷的人，可加大桂圆用量。如果失眠严重，可加大红枣用量。

配方中的阿胶属于补阴血的药物，用于血虚萎黄，眩晕，心悸等因为应用广泛，所以有许多药厂都有制作，质量有好有次，我比较推荐的是东阿阿胶有限公司的阿胶，虽然贵一点，但质量有保证，用着也放心一些。核桃的药用价值很高，中医应用广泛。中国医学认为核桃性温、味甘、无毒，有健胃、补血、润肺、养神等功效。中医理论认为黑芝麻具有补肝肾、润五脏、益气力、长肌肉、填脑髓的作用，可用于治疗肝肾精血不足所致的眩晕、须发早白、脱发、腰膝酸软、四肢乏力、步履艰难、五脏虚损、皮燥发枯、肠燥便秘等病症，在乌发养颜方面的功效，更是有口皆碑。红枣，枸杞，桂圆都是随病症变化加减，病后体虚的人可以适当多加点红枣、枸杞；失眠的人可以适当多加桂圆。

如果人体阳虚阴盛，则不适合使用固元膏，很多寒湿较重或湿热较重的患者服用后，都会感到不舒服。固元膏较为滋腻，脾胃虚弱者也不宜长期服用。另外阿胶药性偏滋腻，会影响血脉的运行，因此对于血液循环不好的高黏血症患者，绝对不适合。

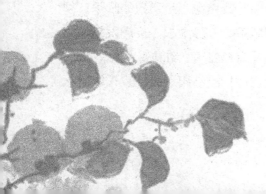

33
红颜调养方，
养血润肤晒幸福

适应证：面黄肌瘦，脾胃虚弱，体弱食少，血虚易疲乏的患者
小方：当归15克，白芍10克，川芎9克，熟地10克，炒白术10克，
云苓10克，郁金10克，山萸肉10克

097

爱美之心，人皆有之。素颜也能够面色红润，皮肤水润，更是人们追求美的高境界。可是生活往往不能如意，由于工作或者学习的压力，使得生活不规律，吃饭不规律，慢慢的，便感觉到皮肤晦暗，毛发干枯，脸色变黄。我的小侄女就是个例子。由于工作的原因，朝九晚五，晚上睡觉也很晚，白天起不来，上班急匆匆的，早餐顾不上，只能在路边买点心，公交车上一路吃到公司。原来水润水润的皮肤，慢慢感觉到了苍老，才两年啊！有一天，一个男同事猜她的年龄，应该在28左右吧？这一下把小侄女打击了！她才25啊，看起来像28啦？仔细看看镜子，对比了在大学时相片，确实苍老了许多！怪不得这两年月经都不规律了，也没把它当回事。青春面容才是女孩子追求的。想到这，小侄女决定一改往前习惯，好好调养自己的身体，让青春重新回到自己身边。于是在网上搜索调养方法，众说纷芸，看着看着自己就迷茫了。为了明确自己的调养方案，她跑过来找我，问我食疗方法。

　　我仔细看了看小侄女的肤色，脸上皮肤出现了少少的皱纹，有些萎黄，指甲不够红润。查了一个血常规，发现有轻度的贫血。问她平时没时间吃东西还是在减肥？她说已经够瘦的了，没想过减肥，只是看到以前好吃的东西也不怎么想吃了，因为吃多一点就肚子胀气，消化不良，有时晚上睡觉还流口水。平时也很少运动，因为有空闲时间都想用来上网和睡觉。针对小侄女的情况，我决定用中药给她调理脾胃。因为祖国医学认为，脾的生理功能是主运化、升清和统摄血液。机体生命活动的持续和气血津液的生化，都依赖于脾胃运化的水谷精微，因此又称脾胃为气血生化之源，是"后天之本"。只要把"后天之本"恢复好，肤色也会就好，就能回到健康美的时代。于是给小侄女开了红颜调养方。让她每天早晚各服一碗，改改生活习惯，按时休息，每天做做运动。一个月后再看到小侄女，面色红润，整个人都有了精神。

　　红颜调养方是祖国医学里有名的四物汤加味而成。四物汤中医临床应用中已有千年历史，被称为妇科圣方。固名思议，四物汤就是四味中药：当归15克，白芍10克，川芎9克，熟地10克，用于补血和血。这四味药配方非常合理，以熟地、白芍阴柔补血之品（血中血药）与辛香的当归、川芎（血中气药）相配，动静结合，补血而不滞血，活血而不伤血。在四物汤的基础上加上炒白术，云苓，郁金，山萸肉，可以理气健脾，补益肝肾。因为除了脾胃能生血之外，肝还能藏血，四物汤加减，能够调和肝脾。历代医家医疗女性疾病时很重视"从肝论治"。清朝名医叶天士女子就提出了"女子以肝为先天"的观点，在实际的治疗中，也验证了这一点。四物汤经过多年的探索和药味药量的加减，慢慢形成了这个红颜调养方。

　　运动也是调养必不可少的一个环节。平时可练习瑜珈、太极拳、保健气功等舒缓运动。另外，传统中医学认为"久视伤血"，所以长时间坐在电脑前工作的职业女性，应该特别注意眼睛的休息与保养，防止因为过度用眼而耗伤身体的气血。平时应该多吃富含优质蛋白质、微量元素(铁、铜等)、叶酸和维生素B$_{12}$的营养食物，如红枣、莲子、龙眼肉、核桃、山楂、猪肝、猪血、黄鳝、红糖等，富含营养的同时，具有补血活血的功效。

同时，我们也要注意一点的是，身体调理不能盲目进补，进补不是调理身体的法则，应该从实际出发，具体症状具体分析，不能死守一个方子或者一种方法，本来是好的东西，太过便会出现伤害身体的情况。

　　痛经小方：当归15克，川芎9克，赤芍白芍各10克，元胡15克，七叶莲10克，乳没各10克，炙甘草9克，香附15克
　　用法：月经来潮前开始服药，至经行后第二天停药，每个月经周期用药5剂为一疗程

　　女性痛经几乎是一普遍现象，特别在未婚女性，但用不着担心和害怕。只要正确客观的看待它，并到医院排除子宫和附件病变，还是可以治疗的。最关键是如何来选择治疗方式，止痛药只是在无法忍受疼痛的情况下才可以使用的药物，因为它有许多的副作用。中药调理是一个很好的办法，另在见效后也需要积极巩固药物的疗效，这也是防止痛经的一个要点。

　　我医院的一个护士，正值青春妙龄，却有一难言之隐，每月月经来临时都痛苦不堪，经期第一天必然小腹疼痛难忍，需卧床休息，要服去痛片，最为剧烈时要注射强痛定才能度过痛经的一天。也去找过我院妇科检查，没有发现器质性病变，风湿科未见结缔组织疾病。某日来我处就诊，希望中医能有一治。我追问病史，这护士素体虚寒，冬天怕冷，四肢冰凉，喜饮热水。平时经期第一天乌血块多，排出乌血后痛经稍能缓解。舌质偏暗淡色，苔薄白，脉弦。从中医角度上来说，这是血虚兼阳虚的表现，阳虚则寒，寒气使气血瘀滞不行，经脉不通，中医经典常说"不通则痛"。这护士的痛经便属于这种情况，所以经期来临时乌血排出后痛经才能缓解。

护士的痛经辨证很明确，于是我对证开出了这样一个方子：当归15克，川芎9克，赤芍白芍各10克，元胡15克，七叶莲10克，乳没各10克，炙甘草9克，香附15克。月经来潮前开始服药，至经行后第二天停药，每个月经周期用药5剂为一疗程。因为平时月经不来时，气血瘀滞不明显，不会出现疼痛，在来月经时才出现，所以服药时间也应该在月经即将来临时，这是应该注意的。护士也觉得很有道理，吃了五付，痛经症状果然有缓解，于是坚持了三个疗程，感觉身体好多了，也不那么怕冷了。

上面这个方子是依据少腹逐瘀汤加减而来的，少腹逐瘀汤是晚清时期王清任创造的著名方药之一。但少腹逐瘀汤有些药过于辛温，如小茴香、肉桂、干姜等，这些药因辛温发散而可能损耗阳气，不宜过多服用。当归、川芎、赤芍、白芍等药性味平和，既能行气活血，又能补血调经。川芎、元胡、乳香、没药入肝经，活血理气，使气行则血活，气血运行通畅故能止痛。元胡、七叶莲都是散瘀止痛常用药。李时珍在《本草纲目》中归纳元胡有"活血，利气，止痛，通小便"四大功效，并推崇元胡"能行血中气滞，气中血滞，故专治一身上下诸痛。"香附具有理气解郁、调经止痛、安胎之效，是妇科调经药中屡试屡验的中药。诸药合用，能行气止痛、活血通经，只要气血通行，诸症可解。

现在医学来看，一般认为子宫内膜和血液中前列腺素含量增高是痛经的主要原因。因为大量前列腺素对子宫有兴奋作用，可以引起子宫肌肉的强烈收缩，子宫缺血、缺氧而产生较剧烈的疼痛，所以有痛经。同样，大量前列腺素也可引起胃肠道的肌肉收缩，所以痛经的妇女还可有恶心、呕吐、腹痛等胃肠道症状。痛经还受精神、神经因素的影响，精神紧张、焦虑、恐惧以及体内代谢物质等，均可通过影响中枢神经系统而刺激盆腔的痛觉神经纤维引起月经来潮时的疼痛。中医也认为有"情志所伤"、"起居不慎"或"六淫为害"等不同病因，病因不同，辨证也就不同，用药也有差异，所以并不是所有的痛经吃这付中药都有效果，还需要看症状，辨证清楚才可服用。

若腹痛与月经无关者不宜用。引起腹痛的原因很多，若草率应用本方，常易延误诊治。另外月经经量多，色红，质稠或有块，平日带下色黄或有秽臭，舌红苔黄腻也不宜使用本方。

痛经的人平时每天早上喝牛奶加蜂蜜，晚上吃点香蕉，有助于缓解经期疼痛。牛奶中大量的钙具有平稳神经，促进体内电离子平衡作用，女性在生理期的时候，子宫肌肉处于过度收缩，会引发疼痛。因此多喝酸奶或者是牛奶，可有效减轻月经经期疼痛。

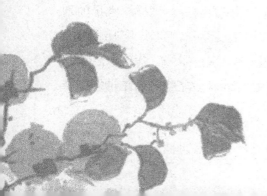

> 安胎小方：炒白术15克，山药30克，山萸肉10克，黄芪10克，川断10克，炒杜仲10克，菟丝子10克
> 用法：用水文火煎煮半小时，一天两次

　　80后的孩子许多是独生子女的一代，如今他们也成长起来，要当爸爸妈妈了。但由于我们环境的改变等等，对怀孕也有新的要求，从怀孕前的保养、锻炼、饮食，到怀孕后对宝宝的呵护等等，都希望得到专业的指导，希望一切都顺顺利利的。然而先兆流产却是许多人意想不到但又很棘手的问题。那什么是先兆流产呢？先兆流产就是指在妊娠早期出现的阴道少量出血，时下时止，伴有轻微下腹痛和腰酸的一种疾病。可能导致流产，也有可能经过适当治疗后继续妊娠。主要是因为孕妇体质虚弱，或劳累、外伤等等因素造成。

　　我一个同事的女儿23岁，怀孕了，一切都是计划当中的事，停经64天，发现阴道流血了，不知所措，我同事以前也看到许多人怀孕时有少量出血，但最后也都顺利生宝宝了，认为这应该也是在正常情况之下，可是流血没有停止的意思，一个星期过去了，跑到医院查B超孕囊1.2厘米×1.1厘米，诊断早孕，先兆流产。后在医院注射黄体酮20毫克5天，口服维生素E，后查B超孕囊1.6厘米×1.8厘米，孕囊不规则。阴道仍然少量出血，医生建议住院观察治疗。一家人都焦虑了，流血时间太长，怕影响了胎儿的发育，生出来的宝宝不健康，打电话约我出来看看，该继续保胎还是打掉。我对比了在保胎过程中血HCG（人绒毛膜促性腺激素）增加的情况，发现增加的不多，但我同事一家人都希望能保住孩子，只是对孕囊不规则引发的结果表示担心。我认为中医保胎以前一直效果很好，在西医治疗效果不佳的时候，中医往往能发挥它的作用。

在中医看来保胎使用健脾益肾法一直是古代医家所推崇的。现代药理研究证明，补肾健脾中药具有调节内分泌作用。有研究表明，补肾中药可通过母胎免疫调节使封闭抗体明显增加，促使母体对胚胎免疫保护作用加强，抑制母体对胚胎的免疫损伤而起到保胎作用。于是我使用了一直以来健脾补肾的安胎方：炒白术15克，山药30克，山萸肉10克，黄芪10克，川断10克，炒杜仲10克，菟丝子10克。用水烧开，再用文火煎煮半小时，一天两次。第二天，孕妇说出血少了，第三天，出血停了。连续口服一个星期后，我嘱咐孕妇再查HCG，发现明显升高了。一家人安下了心，都祝愿宝宝顺利成长！

补脾益肾的安胎方是根据寿胎丸加减而来，方中炒白术健脾益气，有"补后天以实先天"之意；山药最好能买上铁棍山药，铁棍山药是怀山药之中上品，因富含18种氨基酸和10余种微量元素，及其他矿物质，所以具有健脾益胃、滋肾益精、益心安神等作用，李时珍《本草纲目》中有"健脾补益、滋精固肾、治诸百病，疗五劳七伤"之说，如果孕妇感觉体虚，怀山药配白术便能收到很好的效果。

山萸肉以其补力平和、壮阳而不助火，滋阴而不腻膈，收敛而不留邪等特殊功效被历代医学所喜用，在这里与黄芪配对既能补中益气，又不至于让人感觉"上火"。而杜仲、川断（又名川续断）补肾安胎，化瘀疗伤；另外，现代研究表明，川断、杜仲能促进孕激素分泌，使子宫蜕膜孕激素受体含量增加，促进黄体功能。川断还有抗维生素E缺乏的作用，因而有利于孕囊发育。

　　近代名医张锡纯对菟丝子尤为推崇，曰"愚于千百味药中及一善治流产之药，乃菟丝子是也。"菟丝子、白术等均具有双向调节机体免疫功能的作用，全方配伍既能固先后天之本，又能达到止血安胎之目的。且中药治疗安全可靠，无明显副作用。对子代的发育、智力、遗传均无不良影响。

36 妊娠止呕除烦小方，增加孕味多营养

适应证：怀孕早期出现食欲不振、恶心呕吐、偏食挑食、发困乏力、头晕倦怠等症状

小方：伏龙肝（灶心土）30克，淡竹茹10克

用法：伏龙肝纱布包，与淡竹茹一起煮沸温服，频频服下

孕妇在妊娠6周左右常有挑食、食欲不振、轻度恶心呕吐、头晕体倦等现象，这称之为早孕反应，祖国医学称之为妊娠呕吐，一般在妊娠12周前后就会自然消失。少数孕妇的妊娠反应严重，呈持续性呕吐，甚至不能进食进水，称之为妊娠剧吐。妊娠呕吐和妊娠剧吐虽然是轻重上的不同，但我们一般都会把它们区分开来，因为这两种情况的处理方法有很大的不同。生理性的早孕反应稍重一些的话怎么辨证用汤药这个不是问题，但是如果病理状态的中医叫"妊娠恶阻"，也就是西医的"妊娠剧吐"，严重的时候伴有电解质紊乱，尿酮体阳性等，病情严重的需要补液及保胎治疗，而且最严重时必需终止妊娠保母的，临床上严重的妊娠剧吐患者确实治疗起来很麻烦，吃什么吐什么，也就谈不上吃中药了。所以在这里我们只讨论生理状态下的妊娠呕吐。

我一位门诊患者怀孕2个月了，不想吃饭，怕油性的食物，只能吃点酸菜一类的菜拌着粥喝。有时吃下的东西没多久就呕吐出来，不吃东西的时候

有时也呕吐酸水，甚至是涎液。同时还有胸胁胀痛、头晕乏力等症状。最严重的时候是上腹部持续疼痛涨满和便秘三天。曾服斯达舒不见好转，知道是妊娠反应，想挺一挺也就过去了，不愿意到医院住院治疗。很多女性朋友觉得如果怀孕的时候也出现这种反应，就不愿意要小孩了。我劝慰她，做母亲有做母亲的幸福，即使出现妊娠呕吐，这不是有她母亲在吗？开点中药是能调理过来的。我便给她开药，要让她亲眼看到我说的调理的效果。

其实中医治疗妊娠呕吐是有许多方法的，伏龙肝（灶心土）加淡竹茹便是一个很灵验的治妊娠呕吐方，对妊娠呕吐有意想不到的效果。于是我了解了她的病情后，发现她的妊娠呕吐是在可以忍受的范围之内的，而且呕吐和家里的琐事有一定的关系。也希望能有方法减轻这种痛苦。针对她的情况，祖国医学认为，外环境影响了孕妇的情绪，使其肝气郁结，肝气不得条达，横犯脾胃，使脾胃之气上逆，从而出现呕吐。所以我开了这样一个小方：伏龙肝（灶心土）30克，淡竹茹10克，清水煮沸，当茶一样频频服下，但控制好量，以不至于呕吐为合适。同时希望她放下家里那些小事，安心养病。

小方中的伏龙肝（灶心土）具有很好的止呕作用，除此之外，还能安胎。现代研究表明伏龙肝具有止呕作用：该品内服后对胃肠的末梢神经有镇静、麻醉作用，能减少对胃肠粘膜的刺激，而达止呕作用。淡竹茹功效清热止呕，涤痰开郁。《本草述》对竹茹的描述为"除胃烦不眠，疗妊娠烦躁"。也就是说，除了止呕之外，也能镇住孕妇烦躁的情绪。从而减轻呕吐症状。除了这个小方子之外，还可以应用维生素B_6制剂防治妊娠呕吐。

妊娠呕吐多见于精神过度紧张，神经系统功能不稳定的年青初孕妇。另外，妊娠呕吐本为常态，一般不需要服药。呕吐过度，必须寻找原因，我自己临床观察，很多孕妇和情绪不稳有关。积极调降心态，强化对于怀孕本身的认识非常必要。孕妇家属更需要耐心、细致帮助孕妇，积极疏导。如果呕吐过度，请妇科看看，有没有胎位和身体状况不良有关，排除后再考虑是否需要我们的中医调理。

107

37 阴道炎外用洗剂，让疾病无法再"潜伏"

> 适应证：外阴、阴道瘙痒、灼烧感，白带增多，小便疼痛，外阴周围发红、水肿，或在医院检查诊断为霉菌性阴道炎
>
> 小方：蛇床子30克，白鲜皮30克，苦参10克，大黄10克，苍术10克，百部10克
>
> 用法：药物分两次煎煮，分次煎好的中药液体混合放入盆中，调试温度后就坐进去泡洗5分钟。每天坚持泡洗2次，一个星期为一个疗程

霉菌性阴道炎会使女性阴道瘙痒，白带增多，是一种叫做念珠菌感染阴道或者外阴引起来的疾病。因为是霉菌感染，所以具有一定的传染性。在别人面前说起这个病会使气氛有些尴尬，所以困扰了不少的女性朋友，有的人连医院都不敢去。殊不知，人在免疫力失调的情况下，霉菌可经过洗浴、游泳等接触传播，甚至使用公共便器也可能感染。由于传播途径广，不少人中了招，尤其是孕妇，在妊娠期体内性激素水平较平时明显升高，使阴道上皮细胞内糖原含量增加，增加阴道酸度，形成有利于念珠菌生长的环境；同时，妊娠可使细胞的免疫力下降，这就使念珠菌容易致病。30%的妊娠妇女阴道中有念珠菌寄生。但孕妇对于使用抗霉菌药又有相对禁忌，使这个病治

疗起来很是棘手。但是，明白了其中的发病机制，我们就会想各种办法治疗它。祖国医学在这方面发挥了它的聪明才智。

我的一个患者，怀孕5个月，出现外阴阴道瘙痒、灼烧感，白带增多，小便疼痛，外阴周围发红、水肿，去医院检查，被诊断为霉菌性阴道炎。给开了制霉菌素阴道外用，痒时就上药，不敢行其他治疗，怕影响孩子发育。有时候瘙痒难忍，白带像豆腐渣一样，直让人抓狂。病情反反复复，到了医院，医生考虑使用麦咪诺，药物主要成分是硝呋太尔，说明书上也没明确对胎儿是有无害，还是不敢用，医生也没有了办法。一次门诊中，患者提到了这件苦恼的事，我只能说她找对人，在中医方面，治疗这种妇科病也是很有办法的，在怀孕的时候更能显出中医的优势来。

我仔细问了她的症状，确定是霉菌性阴道炎，于是我开了这副中药：蛇床子30克，白鲜皮30克，苦参10克，大黄10克，苍术10克，百部10克，但不是口服，而是把煎好的中药液体混合放入盆中，调试温度后就坐进去泡洗5分钟。每天坚持泡洗2次，一个星期为一个疗程。她按照我说的办法进行泡浴，三天后，白带少了很多，五天后外阴基本不痒了，她直称神奇，问我要不要继续用药。我建议她至少用够一个星期，以免炎症反复。一个星期后，症状基本上消失了，去医院复查，霉菌消失了，复查胎儿B超，也是好好的，没有问题。心中的一块大石头终于落地了。

方子中的蛇床子功效燥湿，杀虫，常常用于感染性的皮肤病的阴道炎，疗效确切。白鲜皮，苦参能治毒气攻皮肤瘙痒，止痒效果也是很不错的中药。很多医药企业利用苦参提取物制作成止痒的中药霜或者喷剂。但实验中发现这些药的提取物对许多细菌及霉菌无杀灭作用或极弱，可能是通过改变霉菌的生存环境使其消失。从祖国医学看来，霉菌感染就是一种湿热之邪，大黄、苍术、百部都有清热燥湿的功效，百部能杀虫，主要用于治疗阴道痛痒。诸药合用，杀虫止痒效果更强，而且外用泡浴，直达病所，也避免了通过血液传输给胎儿造成潜在的危害。

　　霉菌性阴道炎从中医来说可归为湿邪，湿邪难去，在治疗的时候贵在坚持。在饮食上也要注意，不食辛辣刺激的，治疗用药期间不建议有性生活，并主张卫生用具最好在太阳下消毒，包括患者内裤，毛巾。使阴部保持洁净，不给霉菌制造适宜的环境，自然地霉菌就不会肆意地侵犯人体。

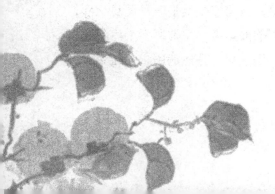

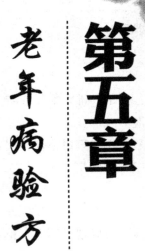

第五章

老年病验方

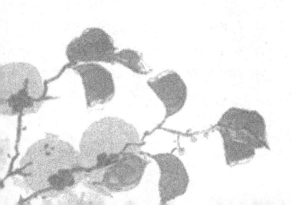

38

失眠可真烦恼，
牛黄清心来报到

> **主要适应证：**失眠，难以如梦或者入睡后易于惊醒
>
> **小方：**牛黄清心丸
>
> **注意事项：**只适用于气血不足，痰热上扰引起的失眠

一个小伙子来到我的诊室，说他父亲今年65了，身体很硬朗，就是晚上总是失眠。看完电视剧很早就躺下了，但是要很晚才能睡着觉，甚至有时候彻夜不眠。再这样下去身体就会垮掉了，这个小伙子很是担心。

这个小伙子还是非常关心家人健康，一般而言，人们常常认为人老了，睡得少是很正常的事情，因此都对老年人的失眠问题不重视。但是失眠一是让人很痛苦，翻来覆去睡不着；二是老年人社会生活经历很丰富，闲而多思，劳思则伤神，长期下去，演变成为顽固性的长期失眠，严重影响身心健康。

有些老年人就开始用催眠药物来帮助自己，因为上了年纪而且虚弱，同时催眠药对人身体也是有副作用的，我还是不赞成使用它们。长时间服药，容易上瘾，而且大多数治疗失眠的西药对肝、肾都有较大的损坏，还会带来食欲减退、便秘等等症状，长期服用方便的"安眠药"是有一定的风险性的。

鉴于这位老年人得症状，我建议他给他父亲买些牛黄清心丸吃。

失眠的病位主要在心，由于心神失养或不安，神不守舍而失眠，但与肝、脾、胆、胃、肾的阴阳气血失调相关。

老年失眠的形成因年老体弱，气血生化不足；或由肾阴不足，不能上济于心；或年迈久病，虚中挟实，气机紊乱，肝郁化火，痰热内扰，致惊悸失眠。而肾阴亏虚，津血不足，脉道枯涩，又能致瘀，亦即"虚久必瘀"。如《灵枢·营卫生会》曰："老者之气血衰，其肌肉枯，气道涩，五脏之气相搏，其营气衰少而卫气内伐，故昼不精，夜不瞑"。又如清《冯氏锦囊·杂证·方脉不寐合参》认为："壮年人肾阴强盛，则睡沉熟而长，老年人阴气衰弱，故睡轻微易知。"

老年人随着人体的衰老，脏腑功能逐渐减退，其中以脾肾两虚为主，因此老年人失眠以脾、肾虚居多，或为阴虚火旺，心肾不交；或为脾虚血亏，心神失养。《内经》曰："年过四十而阴气自半矣"。故老年人失眠尤以肝肾阴虚，水不制火最为常见。

实者多在肝（胆）、胃。或为肝郁化火，肝火内扰；或为痰热内盛，上扰心神；或为食滞中脘，胃失和降；或因痰瘀内阻，扰乱心神。总之，老年人失眠虚多实少，迁延日久可虚中挟实。

老年人痰热内盛者适合使用牛黄清心丸，牛黄清心丸内含有牛黄、当归、川芎、甘草、山药、黄芩等。可以清心化痰，镇惊祛风。方用牛黄清心解毒，豁痰开窍为君；黄连，黄芩、山栀清热泻火为臣；郁金芳香开闭，朱砂寒凉重镇，用以开窍安神，共为佐使。诸药合用，共奏清热解毒，开窍安神之功。

《黄帝内经》云："恬淡虚无，真气从之，精神内守，病安从来。""精神不进，志意不治，病乃不愈"。说明心理疗法对疾病治疗与康复的重要关系。在治疗上主张心神并治，整体调理，在药物治疗的同时，重视精神调摄，心理疏导和讲究睡眠卫生。指导患者合理饮食，适度参加锻炼，拓展兴趣范畴，以丰富精神生活，从而促进失眠症的康复。

主要适应证：心悸

小方：生脉饮

用法：人参15克，麦冬15克，五味子9克。将三味药每天用水煎服，当做茶水喝数次即可

生活中，我们大多数人都有心悸的这种经历，主要表现出来一阵阵的心慌不适。有的是心脏突然收缩，像是受了惊吓的感觉，然后会觉得胸闷、气短、呼吸不畅；还有的人则是偶然感觉心脏漏跳了一下，或者觉得气短，胸闷胸痛。这些都是心律失常的表现，就是心跳突然失去了正常固有的规律，人感觉到的一种不舒服。这种情况，一方面可能是人体正常的生理反应，一方面也可能是疾病的征兆。

有些缺少锻炼的人会容易心悸，比如经常熬夜到深夜12点，早上起得又早，起床后会有没睡醒挣扎着起床甚至悬空的不适感觉，这样在白天就会偶尔有心口疼，如果及时纠正这种不良的生活习惯，适当加强锻炼，这种不适的感觉可以慢慢消失。还有一些人，平时很忙，根本顾不上吃饭，或者胃口不好，随便吃点，也没把吃饭的事情当成正经事。有些人就会到下午四五点钟的时候，感觉心慌、头晕、出虚汗，这可能是低血糖导致的。如果体型偏胖，又容易在餐前出现心慌，那就属于容易发生糖尿病或者糖耐量受损的高危险人群。这些心悸都不是心脏有什么实际问题的，而对于那些心脏确实有器质性或者功能性病变而引起的心悸，我在临床上推荐使用的是生脉饮。

中医认为，心悸这个病主要有虚实两方面，虚的是气血阴阳亏损，心神失养所致。实者多因为痰火扰心，水饮凌心及瘀血阻脉而引起。虚实之间可以有夹杂或者相互转化。如实证日久，耗伤了正气，可分别兼见气、血、阴、阳之亏损，而虚证也可因虚致实，而兼有实证表现，如临床上阴虚生内热的病人常兼火亢或夹痰热，阳虚不能蒸腾水湿而易夹水饮、痰湿，气血不足、气血运行滞涩而易出现气血瘀滞，瘀血与痰浊又常常互结为患。总之，本病为本虚标实证，其本为气血不足、阴阳亏损，其标是气滞、血瘀、痰浊、水饮，临床表现多是虚实夹杂的一个情况。

有些病人是在受了一些惊吓之后或者有什么情绪上的原因导致了心悸，我们把这种情况叫做惊悸，一般实证的比较多。还有很多病人是发作心慌心悸时间很长了，或者没有什么原因就不由自主地出现了心慌心悸，我们则把这种叫做怔忡。一般来说，怔忡的病人主要是长期的精神压力大、工作疲劳，或者得了心慌心悸以后老也没好的一个状况，这种情况我们一般认为虚证是比较多的。生脉饮实际上主要就是针对这类虚的病人效果很好，具体来说，补的是气虚和阴虚两种。

中医理论里把生脉饮的证候主要描述为气阴不足、亡津失水、心悸气短、脉微虚汗，与我们日常见到很多心悸患者的情况还是很符合的。方子里的人参性味甘平，能益气复脉、生津止渴、振兴人体的元气，用作君药。麦冬性味甘寒，能益胃生津、清心除烦、润肺养阴。五味子性味酸温，能敛肺益气、生津止渴、固表止汗、宁心安神。三个药合在一起用，一补一清一敛，能对现在常见的虚性的心悸病起到非常好的调整作用。

同时也应当强调，中医讲究辨证论治，针对不同的病人用不同药，心悸这个病当中也有一些病人是实证的，比如一些患者在外感以后出现心悸的，或者情绪暴躁、心悸心痛等等，用生脉饮就不太合适。生脉饮共有三味药，方子很小，用起来一般也没有什么副作用，在一些地区夏天炎热老百姓甚至把这个方子作为益气补阴的常用保健茶饮，对于日常工作比较劳累，身体比较弱的人群来说还是非常适宜的。

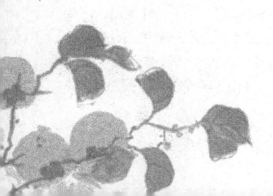

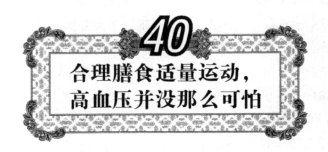

主要适应证：**血压居高不下**

小方组成：**地骨皮、葛根、丹参、山楂、牛蒡以上药物各3克**

用法与用量：**热水冲泡饮用**

　　高血压现在已经是大部分中老年朋友的共患病，而且患病率之高，我们每个人都可以从周围亲戚朋友得里找到印证。可以说一问周围稍微上了点岁数的亲戚，基本上都有高血压病。

　　这个经验方，对85%以上的高血压患者都有效，而且安全无副作用。这个方中有一味重要的药——地骨皮。地骨皮是一味很神奇的药，其实地骨皮就是枸杞树的根儿。大家对枸杞子很熟悉，都知道枸杞子是治疗肾阴亏虚的，地骨皮也有这样的作用，而且它的药力比枸杞又有不同。有研究显示服用大剂量的地骨皮有很好的降压作用，但是为了安全起见，还是建议大家不要超量用药，以免发生危险。

　　按照中医理论，高血压大部分属于肝阴不足，肝阳上亢，而要真正治疗肝阴不足就要从肾着手，按照五行理论，肝属木，肾属水，滋水才能涵木，要把肝火，肝阳降下来，就要滋肾阴，肾水充足，肝火肯定能降下来。

现代医学也印证了这种观点，高血压反复发生之后，会影响血管，压力过大会使血管内皮受到损伤，肾脏的小血管会痉挛，就会对肾脏造成损伤。肾病患者往往会出现肾性高血压，肾和高血压是会互相影响。

肾受五脏六腑之精气而藏之，肾为人身之本，生命之源。但是肾命学说并不代表一味的补肾，原则应该是调肾。该补的时候要补，该泻的时候要泻。我们所说的高血压和冠心病，看似一个和血管有关系，一个和心脏有关系，但是它们的根源都在于肾。

因此无论是怎样的高血压，要首先从肾来治，才能达到预想的效果。

这个验方，地骨皮、葛根、丹参、山楂、牛蒡各3克，热水冲泡饮用。其中地骨皮益肾也清热，可以降血压、降血脂、降糖；葛根首先可以降压，有很好的扩张脑血管的功用，还可以扩张冠状动脉，本身也具有降糖的功效；丹参，有调经养血的作用，在此方中的功效是活血化瘀、降脂降压，还有强心的作用；山楂是佐使药。以上药物联合起来降压、降脂、强心，一起放进保温杯用开水沏25～30分钟，冬天30分钟，秋天25分钟，夏天20分钟就够，上午喝完一杯水，下午再沏一杯，晚上遛弯回来再沏一次，一天三杯。

此外吃药尽量不要吃伤肝肾的药，治疗慢性病也要坚持服药。高血压患者早上服药时间应该在慢慢起床之后，用温开水服降压药。

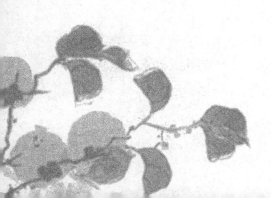

少糖少油正确用药，
高血脂被赶跑

主要适应证：高血脂
小方组成：山楂3克，白术3克，茯苓3克
用法：代茶饮

119

冯女士5年前去口腔医院拔牙，结果打了一针麻药，冯女士就开始觉得心慌、出冷汗。然后大夫赶紧给她在药房要了一瓶硝酸甘油，最后牙也没有拔成。那个时候大夫提醒她说可能有心脏病，她赶紧去医院检查了，当时医生说心脏大面积供血不好，经过一段时间的保守治疗后出院了，回到家后不能做家务，一有感冒发烧就觉得心慌出不来气儿。这几年过去了，冯女士老有这种心绞痛的现象，有的时候还挺严重的。西医说她是长期高血脂，没有及时得以认识和控制，引发心脏问题，建议她做心脏搭桥手术，她也来到了我的门诊。

我告诉她在中医看来，高血脂病系劳逸饮食所伤，体内物质不能及时疏布，肥甘厚味在体内积聚，这些物质阻塞人体气、血的正常运行而为病。平时也是过食肥甘油腻的物质，湿阻于中焦，脾脏不能运化而成。

此外，我还发现冯女士的眼皮上有一个米粒大小的圆形，有点发黄色的小疣，这是血液中蓄积的胆固醇过多的信号之一，因为过剩的胆固醇不仅会沉积在我们身体内运输血液的血管上，还会沉积于我们的皮肤。血液中脂质过多，会引发心脑血管的疾病，造成心肌缺血，或者脑动脉粥样硬化，也就是中风。

　　高血脂在中医为气血津液病，与肝、脾、肾三脏关系密切。是脏腑失调的结果，调整脏腑功能是治疗的关键。我们人体中的肝喜疏达，主藏血。肝郁不舒，气机不畅，则脉道不通，痰瘀即成；肝火过旺，烁津成痰，即"木热则流脂"。人体的脾主运化输布，且统血，过食厚味，则聚湿生痰，而成"浊脂"。肾为水脏，司气化、主开阖，禀赋不足，或妄劳过度，以致肾虚气化失常，湿浊阻滞而成"浊脂"。

　　冯女士的高血脂多是因为过食肥甘厚味，损伤脾胃，运化失常，升降失司，致完谷不化，聚湿生痰。我建议她用山楂3克，白术3克，茯苓3克代茶饮。

　　《滇南本草》中记载山楂可以"消肉积滞，下气；治吞酸，积块。"意思是说山楂擅长消肉食伤胃导致的疾病，可以化食积。现代实验研究显示：山楂浸膏可使家兔血中胆固醇及甘油三酯含量明显降低。山楂中脂肪酶可促进脂肪分解；山楂酸等可提高蛋白分解酶的活性，有帮助消化的作用。可见山楂在调脂降脂方面有很大的优势。白术可以健脾益气、燥湿利水，健运脾气，达到运化痰湿降浊的目的，茯苓具有渗湿利水，健脾和胃，宁心安神的功效。三药合用可以达到健脾而又降脂的作用。

　　服用了一段时间后，冯女士电话中告诉我，她体检时，血脂的几项指标都有所降低，决定继续坚持药茶饮，同时生活上她也更加注重清淡饮食，食有节制。

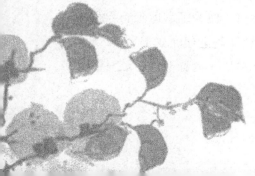

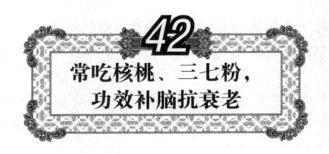

42

常吃核桃、三七粉，
功效补脑抗衰老

主要功用：抗衰老

小方：核桃和三七粉

用法用量：核桃常年吃，三七粉适量，可每天1～3克

一天晨练结束后，我路过早市批发市场，想着核桃不仅是一种很好的食物，而且也是良药，于是买了两大袋核桃回家。回到家中，将核桃和黄豆放在一起做成核桃豆浆，和买来的馅饼一起作为早餐。刚喝下豆浆，不仅能感觉出豆浆的细细滑滑，还有那份核桃的香味，很快促进了我的食欲，将眼前的馅饼快速的吃完了。即使当天上午的门诊特别忙，但是我的精神却特别的好，中午也觉得今天没有像往常那么饿了。

核桃果在国外，称为"大力士食品"、"营养丰富的坚果"、"益智果"；在国内享有"万岁子"、"长寿果"、"养人之宝"的美称。其显著的健脑效果和丰富的营养价值，已经为越来越多的人所推崇。现代医学说核桃中富含大量特殊结构的脂肪、蛋白质，以及胡萝卜素、维生素和磷、铁、镁。有些研究还表明，1斤核桃的营养价值等于5斤鸡蛋，或8斤牛奶，或3斤猪肉，被称为"营养库"，此物老少皆宜，并可长期服用，可补肾健脑。核桃外形酷似大脑的沟回结构，按照中医"以形补形"的理论，核桃对人的脑部有"补"的作用。

核桃仁的吃法有很多种，除生吃以外，也可煮食、炒食、蜜炙、油炸等。同时核桃仁含大量油，揩在炒锅内壁炒菜会使其营养价值进一步体现；若要久吃的话，将核桃仁磨成粉煮粥，即"核桃粥"，能营养肌肤，使人皮肤白嫩，特别是老年人皮肤衰老更宜常吃。核桃仁中所含丰富的维生素E，可使细胞免受自由基的氧化损害，是医学界公认的抗衰老物质。

此外，大家可能知道抗衰老有二宝，除了核桃，另一个就是三七粉。张锡纯在《衷中参西录》中说三七活血不伤血，李时珍把三七粉称为"金不换"。同时在《本草纲目拾遗》中记载："人参补气第一，三七补血第一。"三七粉就像是血管的清道夫一样。

张锡纯是民国时候的名医，有医案记载关于他用三七粉治病的例子。一次他们家旁边一个村子里的孩子恶作剧，把一个小牧童的头倒悬着，大家都觉得好玩，哈哈大笑，可是这个小牧童却不出声，晕过去了，气息全无。大人赶到时，把小牧童放平，胡噜胡噜后背，小牧童稍微有点气息，但还没有完全恢复过来，就把张锡纯请来了。他用了9克的三七粉，冲水灌服小牧童，没多久一会儿，这孩子就渐渐恢复了，接着继续喝了几天，这孩子就没事了。这个医案中解释说，这个孩子头悬着，气往头部上涌，产生瘀血，所以孩子会神志不清，而三七粉恰能化瘀。

另外，适量三七粉与适量蜂蜜调和成糊状，直接敷面10～20分钟，具有活血润肤、抗衰老的功用，长期敷面可使皮肤光洁、细嫩。三七粉、三七片或三七胶囊，一次2克，每日2～3次，温开水或温米汤送服，可治疗各种体内出血，如胃出血、鼻血、吐血、便血、尿血、子宫功能性出血、皮下出血、眼出血及脑血管出血。饮酒前或饮酒后（饮酒前服用效果更佳），温开水送服适量三七粉、三七片或三七胶囊，能保护人体肝脏。

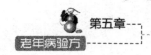

　　我在临床上常有这种感受，人随着年龄的衰老，瘀血的情况也越来越常见。比如从舌象上看，出现紫斑或者舌头下面的静脉变得粗大，这都是瘀血的表现。因为年龄越大，正气越虚弱，虚弱无力的正气无力推动血液正常运行，这时候就会产生瘀血，同时我们记忆力衰退，常常爱忘记事情，腿脚也越来越不听使唤似的。瘀血是人年纪增大，衰老的一个表现。如果能把瘀血慢慢化除，则能延缓衰老，三七就是养生时候可以食疗并且能够化瘀血的很好的小方。

主要适应证：盗汗，夜晚熟睡后出汗较多

小方：六味地黄丸加减

　　老林是一家公司的大客户总监，平时忙于业务，这个周末和大学同学约好了一起小聚，很是高兴。老林是广西人，当天小聚吃得菜系以海鲜为主，吃完后大家还闲聊了一阵，又要了一些糖炒栗子。结果当晚回家，老林就发现吃坏肚子，开始高热，第2天烧退了腹泻也止住了，但是第2天晚上就开始出现盗汗。吃了玉屏风散，服用了一段时间也不见好。如此大概有1个月了。开始觉得可能是发热的后遗症，或者是被子厚了，可是近半个月出汗时衣服都湿透了，尤其是脖子、前胸，一个晚上要出5～6次汗，而且睡着的时候出汗，醒来的时候汗又停了。

　　这个病例给大家一个启示，因为老林之前发热出汗，乍看似是表虚汗出，然后他服用了玉屏风散，并未见效，即并非表虚汗出，应该是盗汗，常见的原因"肾阴亏虚"之证。

　　关于盗汗，中医很早就有比较深刻的认识，此名称出现于张仲景的《金匮要略》一书，古代医家用盗贼每天夜间鬼鬼祟祟活动，来形容这种病症，即当人们入睡时，汗液像盗贼一样偷偷的外泄。有些重症盗汗的人，入睡就有汗液大量涌出，汗出后即惊醒，醒后汗液突然收敛，再次入睡再次汗出，时间久了，容易产生"脱证"。

中医对盗汗很早就有比较深刻的认识，在春秋战国时期成书的《黄帝内经》中称为"寝汗"。"寝"是指睡觉，有个成语叫"废寝忘食"，是说顾不得睡觉，并忘掉了吃饭。很显然"寝汗"就是在睡觉的时候出汗。到了汉代，医圣张仲景在《金匮要略》一书中，形象地用"盗汗"来命名人们在睡梦中出汗这种病证。自此以后，历代医家均沿用此名，迄至现今不论是医生还是干其他行业的人都知道盗汗是一种什么样的病症。

盗汗主要是因为心血不足，阴虚火旺。虚则阳盛，虚热内生，阴气空虚，睡眠的时候，人体体表的卫气乘虚陷入阴中，体表就失去了固护的卫气，肌表不密，则荣中之火独旺于外，蒸热汗出，迫津外泄则成汗。醒来时，则卫气固于表，玄府密闭而汗止阴。所以，要想治疗盗汗必须调整阴阳，使卫气护表，制止夜间汗出。

六味地黄丸是中医滋补肾阴的代表方剂，方中六味药三补三消，地黄、山药、山茱萸等"三补"，滋养肝、脾、肾三脏之阴，共成三阴并补，以收补肾治本之功；茯苓、丹皮、泽泻等"三泻"，防滋腻，并清泻燥火，壮水而制火。主要治疗阴虚阳亢所导致的盗汗。有盗汗的人可以在医生指导下用此方调养。

小贴士

在春季为肝所主，调达肝气的同时调整阴阳，可用杞菊地黄丸，湿热体质的患者可以用知柏地黄丸；阳气不足的患者可以用金匮肾气丸。

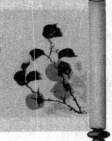

125

44 老人需防晨起腹泻，温补命火理中丸

主要适应证：晨起腹泻

小方：理中丸

用法用量：每次1丸，每日3次

一位女儿陪着母亲来就诊。母亲说有慢性腹泻已经半年多了，每天总是早晨起来四五点钟就要上厕所，大便总是呈现稀水样。我问她平时吃饭如何，她答道："平时也不敢吃油腻和太凉的食物，从冰箱里刚拿出来的东西吃后就更加厉害，每天要大便四五次。"女儿很着急，问："是不是慢性肠炎啊？"我告诉她中医称此为"鸡鸣泻"，是指发生在拂晓之时公鸡打鸣时辰的腹泻，又叫五更泻、晨泻，是老年人常见病症。主要表现为：每到清晨时分，患者腹部疼痛，肠鸣泻泄，泻后则安，大便常呈糊状，夹有不消化之物，遇冷加重，无黏液，无脓血，大便常规化验正常。病程一般较长，缠绵难愈。母亲说："是啊，经常拉肚子，所以腰酸腿软，全身没有什么力气，觉得吃东西都不好消化。"

我接着解释，说人到老年，阳气渐衰，大多先表现出肾阳不足，中医的理论肾阳（火）生脾阳（土），脾阳为一身最重要之阳，肾阳衰微而导致的脾阳不振，则影响了脾正常的功能，也就是影响饮食的消化吸收，又不能运化水湿，致使肠道不固。

而清晨拂晓的时候，正是阴气较盛，阳气生发之际，阳气尚不充足，这样身体内在阳气衰微，外在自然界阴盛阳衰，而此时人体又处于内外交换及排泄之时，所以脾之运化失常，就会出现腹痛、肠鸣泄泻的症状。

要彻底治疗鸡鸣泻就应该从肾论治，中医主张天人相应，而脾胃肠道及肾就像是在煮粥，肾就像锅下的火，脾胃就像个锅，要想把锅里的饭煮熟就得有肾提供足够的火，这样脾才能有足够的阳气运化饮食，胃肠才能正常运行，让进食及二便正常，我们治疗鸡鸣泻就得烧旺肾这把火。

附子理中丸为非处方药，有鸡鸣泻的患者可自行在药房购买对症服用。由于该病在清晨发作，一般服药的时间最好选择在临睡前，这样可使药效充分发挥，如明末清初名医汪昂在《医方集解》所云："若平旦服之，至夜药力已尽，不能敌一夜之阴寒故也。"

服用时可用淡盐水或温开水送下。服药期间应注重腹部及下肢的保暖。晚上睡觉时，一定要用被子盖好腹部。日常饮食要以温热、易消化为主，不要吃生冷、不洁的食物，冬季可多吃一些温补肾阳的食物，如羊肉、狗肉等。此外，要注意心态的调整，遇事要乐观开朗，保持良好的情绪。还要注意加强锻炼，经常散步、慢跑，以增强体质，强壮腰身。

患了这种病，服中药如四神丸、附子理中丸等效果一般比较好。四神丸（中成药），由补骨脂、肉豆蔻、五味子、吴茱萸四味加姜枣组成。每次10克，每日服2次。附子理中丸（中成药），每次1丸，每日3次。主要用于慢性胃肠炎、胃及十二指肠溃疡、幽门梗阻、腹泻等病。当腹部受凉或年老体弱，肢冷体寒出现腹痛便溏时，选用附子理中丸治疗，常可收到较好疗效。

本丸也适用于急性肠胃炎、泄泻兼有大便不畅、肛门灼热者。此外可取适量生姜，洗净切成薄片，用米醋浸腌24小时即可。使用时，每次用3片生姜加适量红糖，以沸水冲泡代茶，经常饮用有止泻效果。

预防鸡鸣泻要注意以下几个方面：当心着凉，注意腹部及下肢保暖；饮食要有规律，一日三餐定时定量，不过饥过饱，不暴饮暴食，以清淡、易消化、少油腻为基本原则；讲究饮食卫生，除不吃生冷不洁食物外，还应禁食酒、咖啡、果汁、汽水、辣椒、洋葱、生冷瓜果、油腻及纤维素含量高的食品，避免诱发或加重腹泻；保持良好的心理状态，心胸宽广、情绪乐观、性格开朗、遇事豁达；平常要注意加强锻炼，如散步、慢跑、打太极拳等，以强腰壮肾、增强体质。

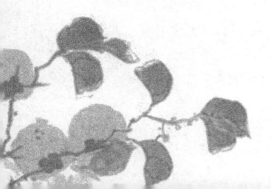

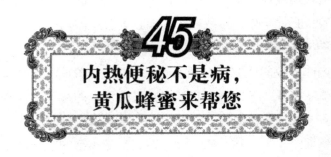

主要适应证：内热便秘

小方：黄瓜和蜂蜜

　　一位上了年纪的老人来到我的门诊，说是老年性便秘，说："我们那片好多老年人都便秘，您是专家，帮我开点药解决问题吧。"我答道："老同志，便秘不能全靠药物呀，还得注意平时的饮食锻炼什么的，多吃点蔬菜。"

　　"我牙口不好，所以平时吃菜少。"我想起现在很多人平时都喜欢炒菜，放油短时间炒，很少用焯和蒸的方法，蔬菜中的纤维物质都还存在，牙口不好不容易咀嚼。我又问："平时锻炼身体吗？"老人答道："也不锻炼，有高血压、心脏病，稍微活动就气喘难受的。"

　　"那您老平时喝水多吗？"他答道："不怎么喝水，也怕老去厕所。"随后他又诉说，偶尔拉出来的是呈羊粪状的大便，而且口腔还老有味儿。

　　听到这些，我提醒他说他这是内热便秘。《兰室秘藏》记载"夫肾主五液，津液润则大便如常，若饥饱失节，劳欲过度，损伤胃气，及食辛热味厚之物，而助火邪，伏于血中，耗散真阴，津液亏少，故大便结燥。然结燥之病不一，有热燥、有风燥、有阳结、有阴结，又有年老气虚，津液不足而结燥者。"这就是说导致便秘的病因很多，最常见的就有内热便秘，由于饮食不节制，嗜食肥甘辛味，导致内热伤津，大肠主津，内热耗伤了大肠的津液，导致大便内结，最终导致便秘。

要治疗内热导致的便秘就应润肠道、生津液，黄瓜配合蜂蜜正合内热便秘的病机，单从黄瓜本身来说，它是好吃又有营养的蔬菜。口感上，黄瓜肉质脆嫩、汁多味甘、芳香可口；营养上，它含有蛋白质、脂肪、糖类，多种维生素、纤维素以及钙、磷、铁、钾、钠、镁等丰富的成分。尤其是黄瓜中含有的细纤维素，可以降低血液中胆固醇、甘油三酯的含量，促进肠道蠕动，加速废物排泄，改善人体新陈代谢。新鲜黄瓜中含有的丙醇二酸，还能有效地抑制糖类物质转化为脂肪，因此，常吃黄瓜可以减肥和预防冠心病的发生。

中医有句话："朝朝盐水，晚晚蜜汤。"说的意思是：每天早起空腹喝淡盐水，每天晚上睡前喝蜂蜜水。这样的理由是：早上喝淡盐水可以稀释一觉起来很黏稠的血液，而且有少许消炎作用，润肠胃通大便；晚上喝蜂蜜水有助于美容养颜，并补充各种微量元素。所以，更科学的办法是把蜂蜜水留在晚上喝，而早上起来喝淡盐水。大便艰难，那么早起喝蜂蜜水就有助于排便了。

但是得注意空腹喝蜂蜜水容易使体内酸性增加，时间长了就会胃酸过多而得胃溃疡或十二指肠溃疡。建议在饭后1.5～2小时后喝蜂蜜水。如果本身肠胃不好的人最好是用30度的水泡着喝，否则容易引起腹泻、肠胃炎等。现代医学研究一天不解大便，相当于吸一包烟的毒素停留在体内。常年如此，某些疾病就会产生了。美国医学家曾跟踪调查，发现有便秘者的结直肠病发病率为正常人的4倍多，他们认为长期便秘可能导致患结、直肠癌晚期。虽然便秘本身不会产生什么致命的危险，但是如果你年龄偏大，患有心脑血管疾病，便秘可能对你就是一个危险因素。便秘使得排便用力增加，这样血压就会升高，机体耗氧增加，很容易诱发脑溢血、心绞痛或者心肌梗塞而危及生命。

46

痛风降尿酸茶饮，
找准原因治病根

小方：秦皮10克，络石藤15克
用法：煮水，当茶饮口服

131

　　随着生活水平的提高和饮食结构的改善，近几年高尿酸血症和痛风的患病率急剧增加，沿海地区高尿酸血症的患病率已达到16%，面对这一突如其来的新生常见病，许多人困惑了，吃好喝好了反而健康不好了，而这个病的频频出现也让很多基层的医师手足无措。

　　我在给人看病的时候也感觉得到痛风的病人越来越多了，有的病人刚开始被误诊为类风湿性关节炎。我一个患者的朋友王先生就是这样一个典型的例子。王先生五十多岁了，也爱吃海鲜，一天晚上和朋友喝啤酒吃海鲜，第二天晨起后突然觉得左腕关节肿痛剧烈，以为晚上喝酒时扭伤了，没在意，可是几天过去了也不见好转，去医院拍X片正常，血尿酸正常。医生给开了点止痛药就回家了。后来踝关节也开始疼痛不已，手指关节肿了起来！这才开始担心起来。于是到市医院检查，X片提示关节出现痛风石，并诊断为痛风，而查血尿酸也只是轻度升高。医院开的药有许多副作用，医生告知他还要严格按时按量吃，不可以有差错。药品说明书的副作用让他很害怕，担心治不好这病，还可能把身体也吃坏了，于是托朋友找到了我。我仔细看了他看病的资料，发现他的痛风已经不在急性期了。并且和他沟通了一下，其实苯溴马隆对促进尿酸排出还是效果不错的，建议他按医生处方服用，副作用只是在少数人身上出现，还是很安全的。除此之外，中医对痛风病早有论述，也就是说，这个病自古以来就有，而且中医学里对他也有不少的论述，所以也为治疗这个病积累不少的经验。于是除了苯溴马隆外，我建议他喝一喝痛风降尿酸茶。

痛风降尿酸茶只有两味中药，那就是秦皮和络石藤。煮水当茶喝。同时饮食也是需要注意的地方，高嘌呤食物如动物内脏（心、脑、肾）、海鲜（蚝、沙丁鱼等）就不能再吃了，同时严格戒酒。王先生按照我的方法坚持了一个月，关节不疼了，活动也利索了，去医院复查，尿酸已经降到正常水平。虽然吃这些药对肝功能可能有损害，但王先生的肝功能是正常的，我建议他继续喝痛风降尿酸茶，苯溴马隆可以慢慢减量。

一般来说，痛风分急性发作期和间歇期，痛风的临床症状还是以突发为主，关节以下肢趾关节和踝关节最为常见，多不对称出现，关节肿胀，痛剧烈。实验室检查血尿酸不一定高，X片只有在慢性痛风病人中才可以看到改变。从中医学上来说，痛风又叫痛痹，元朝朱丹溪就曾列痛风专篇，说："痛风者，大率因血受热已自沸腾，其后或涉水或立湿地……寒凉外搏，热血得寒，汗浊凝滞，所以作痛，夜则痛甚，行于阳也。"主要意思是说痛风是由湿气阻碍了人体经脉，经脉不通刚痛，治疗上也是去湿通络为主。秦皮的主要功效就是清热燥湿，历代医家用来治疗痛风，效果是值得肯定的。络石藤能够祛风通络，凉血消肿，主要用于风湿痹痛，筋脉拘挛等。民间偏方很多提到用络石藤浸酒治筋骨痛。

药物治疗痛风固然重要，饮食习惯也是痛风患者需要注意的。因为痛风的主要原因是体内尿酸过高，沉积在关节而引发痛风石，所以我们饮食上不能进食嘌呤食物），保持体重，防止过胖。同时酒也是要严格控制

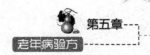

的。然而，遗传体质性因素为高尿酸血症及痛风的根本病因，临床上部分患者有家族发病倾向，环境因素仅是高尿酸血症及痛风发生和加重的诱因。因此不可误认为单纯控制饮食即可"治愈"痛风。相反，除戒酒、减少嘌呤摄入、强调生活规律外，不应过度严格限制患者饮食，采用药物干预才是治疗痛风的主要手段。穿鞋要舒适，防止关节损伤，慎用影响尿酸排泄的药物等。

133

47

治疗褥疮补元气，
做好护理殷勤细

主要适应证：用于长期卧床不起的患者产生的褥疮

处方：用黄芪50克煮水擦洗后，用松花粉100克，黄柏面100克混合涂抹于患处即可

褥疮在很多老百姓眼里认为它是捂出来的，因为他们总会问一个相同的问题，病人睡的床垫透气吗？而我们知道褥疮又叫"压疮"，顾名思义主要是压力造成的损伤。当然造成压疮的原因有很多，如压力、剪切力、潮湿、热力等相关原因。而对病人造成直接伤害的主要是压力和剪切力。只有充分减压，避免剪切力才能有效防止压疮。

我在医院的时候接到一个会诊，是一个男性患者，56岁，消瘦，因高血压脑出血，做脑室引流后入院。住院一个多月，因家属帮他翻身时不小心把尾骶部皮肤拉破一小块，后护士用红外线指导家属做红外线照射后发现病人尾骶部皮肤出现大小不等的小泡数个，以为是红外线烫伤，停用了红外线照射，用针筒抽吸后外涂湿润烧伤膏后，加强翻身，予充分暴露，而后水泡一直此起彼伏，不见减少，每天会出现几个。请皮肤科会诊后，说考虑褥疮。主管医师不是很放心，请我也过去看一看，其实就是所谓的一度褥疮。对于褥疮的治疗，主管医师想使用进口的安普贴，用一个营养皮肤的东西，像块胶皮似的保护创面，但以前也用过，效果不尽如人意，希望我从中医方面有更好的办法。

褥疮是人气血虚弱加上外界压迫，使局部气血瘀滞导致，根本在气血虚弱，其次是气血瘀滞，我看到那褥疮范围还不是很大，可以先用黄芪50克煮水擦洗后，用松花粉100克、黄柏面100克混合涂抹于患处。三天后，我再去看患者褥疮情况，发现褥疮消失了，还有一点泛红的痕迹。

治疗褥疮，使用好的外用药物，可以起到事半功倍的效果。总的来说，必须去腐生肌，抗感染，提供伤口营养。有些药物功能只是其中一部分，如果选择了功能全面的药，则可以省心，但要避免药物之间冲突，中药配伍就是其中一个很大的优势。褥疮是局部的气血不足，气为血之帅，要使精血只到达患处，就要先在局部补气，使气能运血，所以使用黄芪煮水擦洗局部。黄芪是公认的益气行血的好药，比如《本草纲目》就说"黄芪温分肉、益皮毛、实腠理，不令汗出，以益元气而补三焦。"其补气功能可以和肉桂相比，但相对肉桂来说，黄芪没有辛热之象。松花粉在中国医学宝库中是药食兼用的花粉，具有祛风益气，收湿，止血的功效，如《本经逢原》说松花粉："除风湿，治痘疮湿烂。"黄柏面具有清热燥湿，泻火解毒，除骨蒸清虚热的功效。三药配伍，充分考虑了褥疮治疗遵循去腐生肌，抗感染的原则，有效的解决褥疮给大家带来的烦恼。

135

健康小贴士

预防褥疮的关键是勤减压，多护理，注意床铺干燥，营养好。

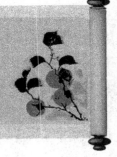

48
治疗糖尿病足部溃疡，
源于药王名方的三黄油

> **小方：** 大黄30克，黄柏15克，黄芩10克
>
> **用法：** 将三味药磨成细粉，植物油调和，涂抹于溃疡处，不封口，
> 一天一次

　　糖尿病足部溃疡是指糖尿病并发的神经病变，下肢血管病变（动脉硬化引起的小动脉闭塞症，或皮肤微血管病变），以及细菌感染所导致的足部溃疡。常常由于缺血、神经病变和感染三种因素协同发生作用。这种溃疡是以糖尿病为前提的，是一个很麻烦的病。

　　我在内科也碰到不少这种患者，病情轻重各不相同。我有一个病人何先生糖尿病十几年了，刚开始时血糖控制还不错。医生也鼓励他坚持吃药控制，可是每次测血糖都基本正常，以为糖尿病能好，自己停了降糖药。停药后找我开中药治疗，我告诉他吃中药可以，但降糖药不能一下停了，于是坚持吃中药，减少了降糖药，经过一段时间的血糖监测，血糖正常，以为是真的好了。于是血糖也不监测了，也不来医院复诊，以为吃中药真的完全好了，后来干脆中药也停了，只是在饮食上还稍加控制一些。因为做生意的原因，到了山里看木材，和一些农村人一起吃饭，喜欢上了农家菜，还能时不时地吃上一些野味。不用多久，发现双脚有些麻木，以为是走路多的原因，没注意，后来脚趾出现了溃疡，以为是穿鞋不合适的原因，可是和以前的溃疡不一样的是，长溃疡了居然不觉得疼。问了当地的农村医生，当被问及有没有糖尿病时，他慌了，感觉很可能和糖尿病有关，因为以前的医生和他说过，糖尿病有可能引起这样的病变！只是他早忘了医生的教育。于是赶紧跑回市里的医院检查，发现血糖已经升上来了。双下肢动静脉彩超提示右膝以上水平股浅动脉中下段狭窄，右小腿胫后动脉几乎闭塞。医生告诉他再继续下去截肢都有可能。何先生经济还可以，而且家属都比较积极，就怕截肢。其实何先生的足部溃疡还不算严重，治疗首先还是应该控制血糖，抗感染还有局部换药。可是住院治疗了一个多星期，溃疡恢复得很慢，感染还是比较严重，每天都有很多脓出来，感觉抗生素不管用，很是着急。请了我会诊，看看是什么地方出了问题。

我仔细看了治疗的过程，没有任何问题。我再问了何先生的其他症状，何先生除了双腿麻木，眼睛有点模糊之外，其余的没什么大碍。我看了看足部的溃疡，冲洗掉脓血后，发现溃疡面暗紫，血瘀比较严重。于是在换药上，我做了些细节上的改动，用大黄30克、黄柏15克、黄芩10克，俗称三黄油，磨成细粉，植物油调和，涂抹于溃疡处，不封口，一天一次换药。过了三天，溃疡面的暗紫明显减轻，脓血减少，一个星期后出现了新的肉芽，一个月不到，溃疡愈合了。何先生很高兴也很激动，再也不敢停降糖药，同时也用着中药调理血管，防止糖尿病的其他病变发生。

糖尿病足部溃疡除了刚才提到的严格控制血糖，控制感染，正确换药外，可以在局部伤口换药时用合适的中药促进愈合。很多情况下都是有血瘀的，这时用上面提到的三黄油效果就很不错。三黄油来源于唐代孙思邈的《备急千金要方》三黄散，只是根据需要把黄连改成了黄柏，因为黄柏除了具有清热燥湿的功效外，还可以增强机体的抗病免疫功能。三药合用可清热解毒、抗菌消炎，提高免疫的效果。

糖尿病足部溃疡的治疗一定要综合，首先控制血糖非常重要，有感染的也一定要抗感染，关键在换药上有许多细节需要注意，因为换药直接治疗伤口。而有条件的患者可以根据下肢动静脉彩超的情况选择性进行介入下的局部溶栓，改善局部血供，减少细菌繁殖，还有就是局部用些能促进伤口愈合的中药如三黄油等，坚持每天换药，逐步改善足部气血运行。

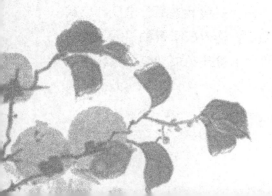

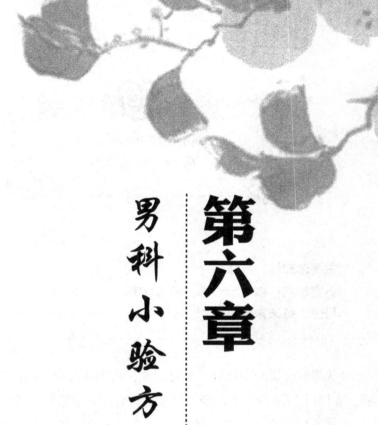

第六章

男科小验方

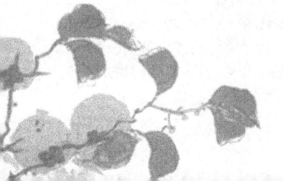

49

**核桃分心木，
夜尿的克星**

主要适应证：**夜尿多**

小方组成：**核桃分心木，每天10克**

用法：**每天煮水喝**

一些男性会有一些烦恼，就是尿频，白天还好说，可以借机走动走动，但是一到晚上可就麻烦了，老是起来上厕所，睡觉都睡不踏实。

小李不仅这样，而且他还有坐骨神经痛的毛病，有的时候躺下起身都比较困难，还要人帮忙才行。他的身体本来比较弱，不经补，一补就上火，嗓子干，鼻子也容易出血，嗓子一干，就想喝水，这下晚上就更加加重了尿频的症状了。不喝水的时候，晚上要起来5～6次，这稍微喝点水，就得起来7～8次。有时候实在是想睡啊，不想起来，可是不起来，翻来覆去的，怎么都睡不踏实。

后来小李想了一个办法，因为爱人平时都是在他睡觉后，再看一会儿韩剧，然后才睡，差不多都11点多了，他就让爱人在睡之前叫他起来先尿几次，这样可以睡的稍微踏实一点。但是，有的时候晚上还是间隔不到1小时就要起来，去厕所的时候，冲水声还是会把爱人惊醒，爱人就马上跳起来关心他，"怎么了？"时间久了，小李没吵醒自己爱人，想让她好好睡，结果她自己迷迷糊糊的爬起来，也要去厕所了，也快要被习惯化了。

西医一般认为夜尿多是前列腺肥大或者前列腺炎的早期症状，在中医的观点这是肾虚的开始。夜间气温比白天降低，全身血液循环不如白天旺盛，本来已经开始有些虚弱的肾对一点风吹草动就会做出反应。

夜尿多由肾气化无权，或者固约失司所致。若素体阴虚或久病伤及肾阴，肾阴不足而生虚热，虚热内扰，膀胱与肾相为表里，故累及膀胱失约；或由久病伤肾，肾阳减损，命门之火渐衰，气化无权，亦可见夜尿频频。湿热瘀阻，迫液外出，亦可致夜尿频作。因此夜尿多应从肾论治。

人们吃核桃的时候，两半核桃中间有一层木质隔膜，中医称为分心木，也叫核桃挡。这个大家都扔掉了，认为它不能吃，其实它的作用非常大。人到了中老年之后都会或多或少出现肾气虚的情况，而分心木最大的作用就是补肾固精，治疗夜尿频多。《天津中草药》记载分心木可以"固涩收敛。治遗精，尿频，带下。"

用分心木3～5克，热水冲泡服用，也可以每天煮水喝，早晚各一次。尤其是晚上服用一次，可以有效改善夜尿频多的情况，不妨一试。

50 过午不食，
消灭啤酒肚

> **主要适应证：啤酒肚**
>
> **方法：过午不食，揉按腹部**
>
> **做法：过了午后2点不吃东西，如果感到饥饿，可适当吃些煮花生，每天坚持早中晚各做5分钟揉腹，时间充裕可以适当延长时间**

王总是一家大型公司的销售总监，这些年公司的规模日益扩大，效益也越来越好，这也要数王总的功劳最大了。很多业务是需要在酒桌上谈下来的，应酬多起来，吃饭时天昏地暗地喝着，大鱼大肉地吃着，谈成业务的同时，啤酒肚也找上了门，一副宰相肚里能撑船的模样，俗语说"人到三十五，肚皮往外鼓。"

现在王总发现自己"发福"的速度明显增快，于是开始酝酿减肥，他的减肥计划制定的有点像是"酷刑"，每天早上晚上各做50个仰卧起坐。一开始，王总连一个仰卧起坐都做不起来，还让家人帮着压腿，一个月坚持下来，能连续做上20多个了，不过，他肚子上的围度并没有见效。

其实，防治大腹便便，有"过午不食"和"少吃多动"就能有作用。所谓的过午不食，是佛陀为出家比丘制定的戒律。在律部中正确的说法叫"不非时食"。也就是说不能在规定许可以外的时间吃东西。这个时间就是在太阳到正中午后，一直到次日黎明，这段时间是不允许吃东西的。现代说的过午不食减肥法就是2点后不进食，就是利用空腹前期，使瘦激素作用的时间延长，达到减重效果。另外，减少碳水化合物的摄取，使被破坏的脑下垂体体重调节中枢慢慢恢复，转化为不易复胖的体质。

揉腹在腹部减肥方面有很大的优势，中医认为，人体的腹部为"五脏六腑之宫城，阴阳气血之发源。"脾胃为人体的后天之本，胃所受纳的水谷精微，能维持人体正常的生理功能。同时脾胃又是人体气机升降的枢纽，只有升清降浊，方能气化正常，健康长寿。按揉腹部可通和上下，分理阴阳，去旧生新，充实五脏，驱外感之诸邪，清内生之百症。

现代医学认为，揉腹可增加腹肌和肠平滑肌的血流量，增强胃肠内壁肌肉的张力及淋巴系统的功能，使胃肠等脏器的分泌功能活跃，从而促进胃肠对食物的消化和吸收，并能明显地改善大小肠的蠕动功能，起到促进排泄的作用，防止和消除便秘，这一点对老年人尤其重要。

经常巧妙地按揉腹部，还可以使胃肠道黏膜产生足量的前列腺素，从而有效地防止胃酸分泌过多，并能预防消化性溃疡的发生。揉腹可以减少腹部脂肪的堆积。这是因为按揉能刺激末梢神经，使腹壁毛细血管畅通无阻，从而促进脂肪的分解和代谢。

经常按揉腹部，还有利于人体保持精神愉悦。睡觉前按揉腹部，有助于入睡，防止失眠。对于患有动脉硬化、高血压、脑血管疾病的患者，按揉腹部则能平熄肝火，促进血脉流通，从而起到辅助治疗的良好作用。

143

51
合雀报喜方，
吃吃喝喝抵抗不育

主要适应证：男性不育

小方组成：麻雀6只，仙灵脾10克，鹿茸0.1克，枸杞15～30克

男性不育主要来说还是肾精和肾气不足造成的，但是肾精和肾气不足，是什么原因造成的呢？主要有几个方面，首先说是以脏腑虚弱造成的，像一些慢性疾病，高血压、心脏病、肾病综合征、糖尿病，这些长期造成了人体肾精肾气的不足，导致男性不育；其次中医讲叫六淫，风寒暑湿燥火，六种自然现象，造成一些感染性的疾病，比如说前列腺炎、腮腺炎、丹毒等，这些疾病也可以造成男性不育。再加上房事过频过度，房事必须得有度，房事过频没有节制，直接损耗的就是肾精和肾气。再加上饮食失调，过度的减肥，好多人现在只吃水果和青菜，不吃米面。肾有先天之精和后天之精，先天之精是元精，是人体本身带来的，后天之精靠的是脾胃运化的水谷精微物质，化生而成的精，如果不吃米面，那么化生后天之精从何而来？所以我在这里劝大家，想要孩子的男性朋友，一定要吃米面。

上面说的这些原因，造成了这一系列的男性不育的病症。治疗的时候就是以补益肾精肾气为主，因为肾主生殖，主生精，治疗时主要就是补益肾精。我过去主要是做内科，1981年以后研究男科，正好赶上北京市有一个争论，就是药膳搁点中药能起作用吗？上级领导就跟我讲，问我能不能把这个问题解答一下。我就把原来有个方子，麻雀跟枸杞子，做了一个不育的课题。方子是：麻雀6只，仙灵脾10克，鹿茸0.1克，枸杞15～30克。

不育症可以分很多的证型。有一个病人，28岁一个男性，长期接触放射性元素，而且还伴有前列腺炎症，他当时在北京的大医院检查精子数目在一千多万左右，活力都很低，临床上规定两千万以上是正常的。这么一个病人，他的领导知道他想要孩子，知道这个工种是有害的，因此给他调离到一个没有害的工作岗位去工作，但是他的精子数目一直还没上来。结果他听别人介绍，找到了我。

他到了我的门诊，当时的表现就是神疲嗜卧，腰酸乏力，尿频和尿急，有前列腺的症状，还怕冷，舌淡苔白，边上还有齿痕，典型的精气不足的证型。当时我就用合雀报喜这个药膳来给他治疗，嘱咐他吃30天，吃了30天完了复诊的时候，精神气色非常好，而且他自己说功能也非常好了。在我们那里的医院做实验室的检查，精子数目达到一亿三千万，活率达到了80%。后来我们嘱咐他，再接着吃30天，每天一餐。麻雀是国家保护动物了，现在的代替品就是乳鸽。后来我们随访，生了一个男孩，母子平安，非常好。这是一个典型的食用合雀报喜方效果非常好的例子。

我们原来的做法就是把麻雀炸了，现在最好不炸，还是用炖。用鸽子代替麻雀，就跟平时炖鸡炖鸭一样的炖法，里面搁上佐料，可以一块炖。仙灵脾最好还是拿酒先给它泡一下，因为仙灵脾是用羊油炒出来的，膻味很大。枸杞子可以跟鸽子在一块炖，花椒大料都可以搁一些，然后把泡的仙灵脾的酒当做料酒往里面兑一点就可以，一只鸽子足以。但是一定要注意，乳鸽的脑袋必须吃，不是只吃肉，吃肉只是能增加男性的雄激素，功能方面有所增加，但是填精的效果没有，必须吃炖鸽子的大脑，连脑一块吃掉，它的填精效果非常好。0.1克鹿茸粉可以不放在炖鸽里，因为它有一种腥味，可以拿鸽子汤冲着喝了就可以。

仙灵脾，学名叫淫羊藿，可以温肾。鹿茸也是温肾的。枸杞子，阴阳双补，既补阴又补精，而且有一定益气作用，比如可以用它每天炒个菜，就等于是改善生活了。如果感到自己手脚都发凉，说明阳虚了，可以把鹿茸增到0.3克。

此外，孩子是最需要关心的。男性病不是说非要成年以后，或老年以后才关心，家里是男孩子的家长一定要注意，一定要在孩子洗澡的时候，观察一下自己孩子生殖器和睾丸的发育。如果条件允许，家长最好能带着自己的孩子去做一些男科方面的体检。

小孩还要注意腮腺炎的问题，腮腺炎是由病毒引起的，儿童期容易并发脑膜炎，青春期以后，据临床观察来考证，20%到30%合并睾丸炎和附睾炎，严重的情况下，就造成睾丸的整个萎缩，甚至双侧睾丸的严重萎缩，导致生精系统整个停滞，甚至终身不育，

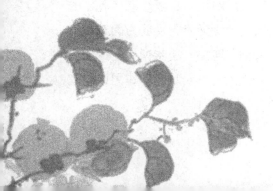

52

通脉温肾药酒，
搞定男性虚损疾病

> 　　药酒方：淫羊藿 3克，菟丝子5克，枸杞子3克，肉苁蓉6克、冬虫
> 夏草2克、红景天、黄芪10克，熟地6克，红花10克，柴狗肾1具，袋鼠
> 精10克，红人参3克，鹿茸3克
> 　　制作：泡酒，喝药酒
> 　　功效：功能补肾填精、活血通脉

147

　　近年来，随着人口老龄化的加速，老人越来越多，患腰腿疼痛的人也越来越常见。我有一个患者的父亲，住在同一个小区里，以前每天早上都准时在小区中间的花园练剑，平日里乐呵呵的。可是三个月前老人家不敢练剑了，走路姿势也感觉有点不对劲，聊天中知道老人家练剑时闪了下腰，以为修养几天就能好转，可是过了一个月也并不见好。后来老人家去医院，医生给拍了脑子和腰部的片子，都没看出什么问题，给开了点钙片回来补补，还开了些膏药贴腰上疼痛的地方。按照医生的嘱咐，每天尽量少运动，按时补钙，仍不见好，反而觉得酸胀了。天天待在家里，老人家闷得不耐烦，又不敢乱走动，四下打听想找一点好的办法。这位患者也很发愁，问到我，我向他推荐了通脉强肾药酒，刚好老人家能喝两口，不妨试试每天喝一些，可以

补肾填精、活血通脉，既简单方便又比较安全。

于是我嘱咐他将淫羊藿3克，菟丝子5克，枸杞子3克，肉苁蓉6克，冬虫夏草2克，红景天10克，黄芪10克，西红花10克，熟地6克，袋鼠精10克，红人参3克，鹿茸3克，柴狗肾一具。，用五六十度的白酒浸泡，每日振摇一次，浸泡一周以后就可以开始饮用，边饮边添加白酒。每日晚餐或临睡前饮用10～15毫升即可，喝了半个月，我朋友高兴地对我说，那药酒真管用，他父亲现在感觉好了很多，又准备下来练剑了。

中医认为，腰为肾之府，就是说肾气主管着人体腰脊部的功能，老年人常常出现腰疼的症状，又经过检查没有什么器质性的病变，就要考虑很可能是肾气不足导致的，应该保养补充肾气了，就像《黄帝内经》说："腰者，肾之府，转摇不能，肾将惫矣。"也就是说，腰部是肾所在的地方，是肾的家，联系肾的经脉也要通过腰部，所以腰上有许多肾的腧穴。当腰部活动不灵的时候，就说明有可能是肾虚引起的。老年人肾虚多为长期积累成疾，遇到气候变冷或者活动不慎扭伤腰部，症状就表现出来了。老年人肾虚表现出来的症状常常是腰酸，站立久了还会感到两腿发软，严重的还会出现夜尿增多，白天注意力不集中，总想闭目养神。时间长了，还会形成肾经脉络不通，古人常说"不通则痛"。当感觉腰酸同时伴随胀痛的时候，说明已经存在脉络不通的现象了。

老年人肾虚切不可以急于求成而用大补之药进补，或者用成分不明的补肾药物，而应慢慢调理。通脉强肾药酒制作简单，实用、方便。酒为百药之长，是因为酒本身就有辛散温通、活血通络的作用，同时把许多中药的有效成分溶解出来，利于身体吸收。所以通脉强肾药酒主要具有补血益气、滋阴温阳、活血通络的作用，因此这种药酒可广泛应用于这些虚损性疾患的防治，并能抗衰老、延年益寿。

通脉强肾药酒中的冬虫夏草属于名贵中药材，购买时需注意，要到正规药店或医院购买，以防买了假药。《药性考》描述冬虫夏草"味甘性温，秘精益气，专补命门。"现代医学研究证实，其成分含脂肪、精蛋白、精纤维、虫草酸、冬虫草素和维生素B_{12}等，营养和药用价值很高，并有很好的抗衰老作用。在药酒中泡服可以发挥很好的功效，或者也可以研磨成粉末、装入胶囊，与药酒一同配服，早晚各一次，空腹服下。枸杞子和肉苁蓉一个滋阴补肾，一个补肾助阳，阴阳双补，达到阴阳平衡；红花具有活血化瘀的功效，对于气血瘀滞有很好的疗效；黄芪为补中益气要药，能够帮助气血运行，协助经脉疏通。

有些人群饮用药酒时应当注意，服用巴比妥类、安定、扑尔敏、阿司匹林等西药时不宜饮用药酒；高血压、冠心病、糖尿病、中风的老年人忌多饮药酒。还应注意，李时珍说："酒，天之美禄也。面曲之酒，少饮则和血行气，壮神御寒，消愁遣兴，痛饮则伤神耗血，损胃亡精，生痰动火，此物损益兼行，药酒亦然。"也就是说，少喝酒对身体有益，多喝则容易伤身。所以通脉补肾酒药酒虽然有补肾活血的好处，但要适量饮用，切忌饮酒成瘾，还应在饮用前，咨询专业医师，辨明体质，对证施补。

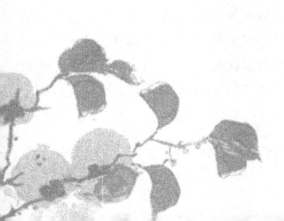

第七章

儿科小验方

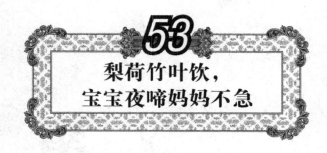

53
梨荷竹叶饮，
宝宝夜啼妈妈不急

主要适应证：宝宝到了晚上就哭

小方组成：梨荷竹叶饮

雪梨皮3克，荷叶3克，竹叶1克，蝉蜕1克，生姜1克

用法：用微火把药锅煮开后，掀开锅盖再搅拌着煮上10分钟。药汁放凉以后就可以喝了

最近很多年轻的父母打电话咨询，就是问有没有什么方法，能够来解决小孩一到夜里就哭？

在中医看来，有一个很形象地描述病情在一天的变化短句，就是"旦慧，昼安，夕加，夜甚。"意思就是说，一般的疾病，都是在早上比较轻，白天还算可以，到了傍晚就严重些，夜晚时就严重了，得了感冒的患者应该体会到，鼻子不通气到了晚上会更严重。这种现象中医怎么解释呢？在中医看来，可以把一天的时间分成阴阳，早上是阳气生发的时刻，人体正气很充足，可以抗御病邪，白天以阳气为主，也就可以让疾病不太严重，到了傍晚和晚上，阳气渐弱，阴气渐盛，人体正气就难以和病邪抗争了，所以疾病就变得严重些。

　　小儿不会说话，唯一可以传递信息的就是哭声，有经验的爷爷奶奶就知道，孩子哭了，不是饿了就是大小便了或者时哪不舒服。晚上孩子身体抵抗力弱，就容易显现出白天感觉不到的病痛。

　　而解决小儿夜啼，梨荷竹叶饮有很好的疗效，荷叶在这一小方中用到3克，将荷叶入药，因为它有活血化瘀、清热祛暑的功效。而且荷叶在治疗夜啼的小孩里面它作用比较好，一个刚才我们提到，如果孩子体内有湿热，就会心烦急躁，心烦急躁以后总是惊醒，那么荷叶恰恰是清热祛暑，有一定的镇静、安神作用。雪梨皮有生津止渴、养阴的作用，竹叶可以清心火、除烦、安神，可以改善孩子的睡眠。

　　蝉蜕我们说它即解表，又祛风治络，风邪去了，头不痛了，特别是头痛，有人有风邪以后，睡不太踏实，也用蝉蜕，为什么，它又镇静，又安神，所以对小孩这个夜啼非常合适。

　　竹叶它就是清热祛暑，利湿，有轻度的镇静作用。它不是安神，但是镇静，人心里一静它镇静了，它就不那么闹了，镇静了，他起码心静自然凉，心里踏实，夜里哭的就少了。

　　搁点姜，因为它缓急止痛，它有温中理气的作用，如果人白天受暑再受了夜寒，寒火交结了怎么办，只用清的还不行，还得用温散的药物。咱们吃的避暑的仁丹，它尽是热药多，不是尽凉药，取热可发散之意，姜理气温中止痛，另外生姜不仅止痛，也有一定的镇静作用。

　　制作的时候，先把雪梨皮放在已经盛好了适量清水的陶锅中，再把1克蝉蜕和1克竹叶倒在水中，荷叶比较大，要撕碎以后再放到水里，然后把这些药物都浸在水中。

　　用微火把药锅煮开后，掀开锅盖再搅拌着煮上10分钟。梨荷竹叶饮煮好以后，把药汁倒出来，倒药汁的时候要用一个钢丝虑网把药渣过滤掉，这样再把这个药汁放凉以后就可以喝了，喝的时候放一点蜂蜜口感会更好。

　　有了这样一个可以治疗夜啼的小方，我们的家长可以试试，方法及简便，而且药喝起来又不苦，很容易让孩子接受。

54
预防宝宝拉肚子，
最佳饮品五豆汤

主要适应证：儿童夏季嗜食冷饮，拉肚子

小方组成：五豆汤　红小豆10克，绿小豆10克，黑豆10克，白扁豆10克，生甘草3克

功效：清凉祛暑，益肾健脾

夏天一到，人们最喜欢吃的一种东西就是冷饮，各种各样的冰激凌、冰棍等等。这个冷饮应该对于小孩子来讲，尤其是他们的最爱，但是做父母的很为难，就是说小孩子吃多了以后，容易闹肚子，容易出现一些身体不舒服的这种情况，那在这个夏天的时候有没有一些其它的、替代的这种饮料，冷饮呢？

夏季的病不都是热，有的属于寒凝，就是吃凉的多了，比如说我们到夏天，一爱开空调，冷，爱吃冰激凌，冰棍，它也是寒之食品，再一个我们爱贪凉，走路都要找一个阴凉的地方，不愿太阳晒，这样就使人体不仅有暑热这个热象，而且受寒，寒凝。再一个我们夏季吃饭，胃液的分泌是比较少的，可是我们吃的很杂很多，影响了脾胃的运化，食物就停滞，单纯用绿豆汤就不够了。所以我们这里介绍一个五豆汤。

在熬制五豆汤之前，先把白扁豆、绿小豆，红小豆和黑豆用水浸泡10个小时。把中药生甘草用一个纱布包捆扎起来。把四豆和甘草纱布包依次放到一个盛着适量水的陶锅中，等放入这些原料后，点火加热汤锅，然后用文火烧1个半小时，煮熟以后把它盛到一个大盆中，也可以放凉后放到冰箱里，饮用时取出，这样这道既可解暑又能健身的五豆汤就做好了。

五豆汤里有四豆一草，绿豆、黑豆、白扁豆、赤小豆和甘草。绿豆大家都知道可以有清热解毒，解暑的功效。黑豆有益肾的功效，黑色入肾，那么就比纯绿豆汤更好了。红小豆，不仅利水消肿，而且补心。白扁豆健脾养胃而且祛暑，这几味豆都有祛暑、清热解毒作用，但是它又健脾养胃益肾的作用，还有其它一些缓中止痛的作用。

甘草是一种豆科多年生草本植物，因为它味道甘甜，所以被称为甘草。甘草的药性平和，常在方剂中作为使药，在历代方剂中甘草的使用频率是最高的。《本草纲目》中记载甘草能调和诸药之性，因此甘草也被称为"国老药"。甘草它的作用也很大，一它可清，有热可清，而且能祛暑，身体有寒的话它能温中、补中益气，而且是缓中止痛。肚子疼起来了，你把甘草喝了可以缓急止痛。另外它还有一定的助消化的作用，所以说在这个五豆汤里面，搁上甘草画龙点睛，是非常突出的一味很好的药物。

这个夏天我们可以再学一个五豆汤，我们可以不做绿豆汤，改做五豆汤，因为它不但能够清热解毒，而且还有一定的补益作用，大家不妨可以试一试，照顾好家人，照顾好自己。

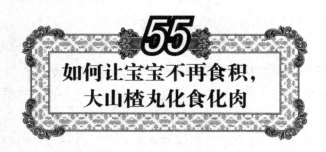

55

如何让宝宝不再食积，
大山楂丸化食化肉

主要适应证：宝宝口气重，不通便，不吃饭，睡觉不安

应对方法：（1）药膳 炒山楂；山药粥

（2）捏脊疗法

（3）运动方法

（4）家庭必备成药

现在生活水平好了，我在临床上经常遇到一些小孩，西医诊断为上呼吸道感染，经过使用抗生素、抗病毒、退热剂治疗，症状难以迅速好转。细究病因，多与食积有关。

其实生活中父母可以多观察孩子，如果出现下述的情况，那就是食积的表现了：第一个表现，舌苔白厚，面颊发红，大便干且味特臭，放屁多。第二个表现，小孩在睡眠中身子不停翻动，有时还会咬牙。所谓"食不好，睡不安。"第三个表现，宝宝常说自己肚子疼。第四个表现，可以发现宝宝鼻梁两侧发青，还能闻到呼出的口气中有酸腐味、手足发烧的情况。

当孩子出现一些不适的时候，父母往往很是着急，也很心疼。中医讲宝宝的脾胃娇嫩，容易出现问题，因此父母要喂养得当。如果发现宝宝有食积的一些表现，下面介绍四套方法防治：

1. 药膳　糖炒山楂　功能：清肺，消食。适应症状：吃肉过多引起的积食。家长可以取用红糖适量（如宝宝有发热的症状，可改用白糖或冰糖），入锅用小火炒化（为防炒焦，可加少量水）。将新鲜山楂洗净，取适量去核切成小块，加入锅中，炒5至6分钟，闻到酸甜味即可。在每顿饭后让孩子吃一点。可以根据宝宝的口味，稍放或者多加一点糖。

山药米粥　功能：调补脾胃，滋阴养液。适应症状：吃饭不香，体重减轻。做法：在超市购买的新鲜山药，去皮切块，适量，大米或小黄米（粟米）100克，淘洗干净，白糖适量。一起碾碎入锅，加水适量，熬成粥。味道粘滑。

其实醋也是一宝，伤食的宝宝，可用醋一汤匙兑米汤喝；吃了太多油腻的食物，宝宝觉得恶心时，可这样喝几小口，会觉得舒服些。

2. 捏脊疗法。让宝宝俯卧在床上，露出背部。父母两手半握拳，用两手的拇指和食指，拇指在前、食指在后，从宝宝尾椎和肛门之间的长强穴开始，双手拇指和食指合作，向上推起皮肤，再以大拇指捏起、放下，如此两手交替沿着脊柱正中线向上边推边捏边放，直到大椎穴。连续3遍，一般在空腹的时候进行。

还可以揉中脘，胸中与肚脐连线的二分之一处，即是中脘穴位。父母用手掌根旋转按揉，每日2次。摩涌泉：足底心即是涌泉穴，家长以拇指压按涌泉穴，旋转按摩30～50下，每日2次。

3. 运动方法。坚持让孩子做户外活动，每天让孩子出去活动半小时到1小时。也可以饭后散步，吃完饭后，带着宝宝温和地散步半小时到1小时。

4. 中成药疗法。大山楂丸　当宝宝贪食后，引起肚腹胀满、恶心呕吐、烦躁不安、大便干燥时，可服用大山楂丸。包装：每丸重9克。用法：1

岁以下每次服用1丸，每天2次；大于1岁每次服用2丸，每天2次。小提示：要用开水溶化后服用。

应对小儿积食，主要是预防为主，可以在家备一些大山楂丸，山楂是个很好的中药，既可以健脾又可以消食，尤其擅长消肉食导致的食积，还有就是对于孩子来说很好接受，但是家长们还是得给孩子调整好饮食结构，安排多吃些易消化、易吸收的食物，不要一味地增加高热量或者高脂肪的食物。七分饱，有益于健康。无论是哪种食物，再有营养也不能吃得太多，否则不但不能强健身体，弄不好反而会形成食积，伤害宝宝的身体。

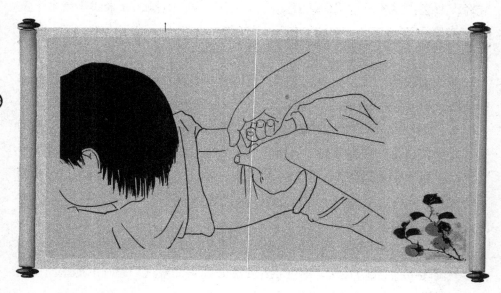

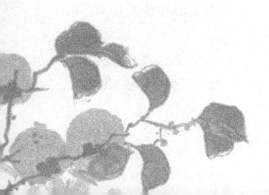

56 起湿疹长痱子了，外敷松花六一粉

主要适应证：宝宝起湿疹，长痱子

小方组成：松花粉，六一粉

用法与用量：混合比例1：1

　　一天，我刚结束门诊，正准备起身收拾东西，一位母亲就着急慌忙的赶过来，要我给她开一些凉茶，并向我请教怎么给宝宝喝凉茶。原来这几天她家孩子身上起了红色的小米粒样的红丘疹，吃不好睡不香，所以她一下班就赶过来，觉得宝宝上火了，开一点凉茶给他清热降火。

　　我听了之后，明白了这个母亲着急的缘故，我解释给她听，小孩的脾胃是非常娇嫩的，凉茶可不是轻易就可以给他们喝的。如果是湿疹和痱子，用松花粉和六一粉就可以。这位孩子妈妈接着问我，说家里买的有爽身粉，是不是一样的管用。旁边的实习医生小刘说："我前两天看新闻，说国外一种爽身粉曝光说有致癌物呢，都让经销商下架了呢，还是用咱们经久考验的传统货吧。"这位妈妈接着说："倒也是，有的时候扑粉，还要给宝宝捂着鼻子嘴巴，动作再轻，也能看见飘起来的粉末呢。"

　　我国传统的中药配方松花粉，成分比较简单，在中医学上是药食两用的传统药材。六一散也是甘草和滑石粉合成的，是可以吃的中药方，涂在身上没有问题，也不怕粉尘扬起来被吸入。

这六一散，药性平和，清热而不留湿邪，利水而不伤阴，是一则清暑利湿的著名方剂。该方是古代著名医学家刘完素所创立，被誉为"凡人之仙药"，内服可以解暑，外用还可以治痱子。

湿疹和痱子是由多种内外因素引起的急慢性皮肤病，尤其常常见于夏季，中医名字叫暑热疮，在夏季气温高，湿度高就常常发生。

六一散和松花粉适用于湿疹的轻症，严重的大面积湿疹或者久治不愈的湿疹必须到专业医院就诊，以免耽误病情，大部分痱子都适用松花粉和六一散，但是如果痱子溃烂，起泡就应该结合其他药物治疗了。

小贴士

如果患儿局部皮肤奇痒难忍、红、热，可以用中药苦参、蛇床子、地肤子、苍耳子各10克水煎后洗局部皮肤，可以达到局部止痒，解毒的功效。

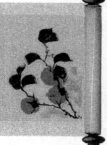

主要适应证：宝宝发烧

小方：紫雪散与小儿牛黄散

注意：两种药物一定要在医生指导下慎用

　　一位母亲带着孩子过来，说昨天中午幼儿园的老师给她打电话，讲孩子不舒服，等她赶过去的时候，孩子就眼泪汪汪的，好像受了很大的委屈似的，哭着跑到她怀里说难受。后来老师说孩子中午吃饭的时候也没有好好吃，吃了一点就趴在小椅子上了。老师看到这种情况就给孩子测体温，37.1度，看着孩子精神头也不太好就给孩子妈妈打了电话。

　　孩子母亲说，早上小孩有点便秘，就给他喝了杯酸奶，到了晚上孩子就发烧了，不过温度不是很高，38.2度。想着在家吃退烧药和消炎药观察一下，结果今天上午又烧到了39.5度。查了血常规，也都正常。孩子母亲还担心的说，这孩子老是便秘，两三天也不拉大便，有的时候大便倒是拉出来了，可是跟羊粪球一样，每天早上一杯蜂蜜水，还有香蕉，也问过老师了在幼儿园里吃的蔬菜也不少啊，真是无奈。这上次发烧好了还没多久，这次又烧了。

我听到这种情况，判断孩子应该是食积感冒，因为60%的孩子感冒都属于内热食积，因为低年龄段的孩子，消化功能并不健全，多吃几口或者吃了不容易消化的东西，就容易产生食积。食积不消，过一段时间就在体内化热。我看了一下孩子的舌苔，苔厚，还有气味重，平时容易烦躁闹人，如果稍微感受风寒很快出现发烧、咳嗽等西医说的上呼吸道感染的症状。

孩子发热，除了用消除食积的药物，首先我就想到了小儿牛黄散，我常常用它治疗食滞内热引起的咳嗽发烧，孩子精神不好，大便燥结，往往效果不错。我又交代了几句，像内热重的孩子，应该大量喝温开水，可以在水中加少量的盐，冲成淡盐水给孩子喝，孩子多解几次小便，身体的内热随着尿液外排，上火的症状会慢慢好转。过了几天，孩子的症状很快好了。

发热其实是小孩子常见的症状，还有的孩子经常扁桃体发炎。小子昂就是一个爱扁桃体发炎的孩子。他的父亲第一次带着他来到医院找我，那个时候小子昂的扁桃体像灯笼一样了，他父亲一开始就抱怨起来，说儿子一感冒就扁桃体发炎，每次都要连续打几天吊水才能恢复。这次是一直持续发烧，输了几天液还没有退烧。

我给小子昂用的是中药三宝之一的紫雪散，本方系清热解毒、镇痉开窍剂。主治热邪内陷，壮热烦躁，昏狂谵语，咽痛，面赤腮肿，口渴唇焦，尿赤便秘，甚至惊厥，颈项强直；以及小儿热甚引起惊痫，急热惊风等症。用于小儿惊痫，烦热涎厥，伤寒发斑，一切热毒，喉痹肿痛及疮疹毒气上攻咽喉、水浆不下。可以清心脾积热，解毒。

小儿为至阴至阳之体，易虚易实，小儿经常会暴饮暴食，导致食积、便秘、口臭，最终导致心脾积热，体内积热过剩就会导致发热、咽喉肿痛，也会招致感冒。因此作为家长，适当的为孩子调节饮食就显得尤为重要，最好七分饱。这样就可以预防好多疾病的发生。

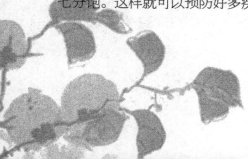

58

过敏体质该怎么调养

163

主要适应证：过敏体质

小方：每天吃山药120克

　　我在门诊的时候，碰到很多孩子容易过敏，给我印象深刻的是一个叫果果的孩子。果果喜欢画画，上美术课的时候老师会发给小朋友几种绘画材料，有的是固体的水彩笔，有的是需要挤出来的彩色液体，刚开始的时候，需要把颜色涂抹在固定的格子里，最后成为一幅色彩艳丽的图画。一连几个月的双休日，果果都会去画画。时间长了，果果的妈妈发现，凡是果果上课的一天，当晚一定咳嗽，而且咳的厉害。

　　果果的卧室中小床是贴着家里的大衣柜的，果果的母亲把换季的衣物收入衣柜，按照传统的方法，投放了防霉防蛀的樟脑丸。她家的衣柜是推拉门的，樟脑丸散发出来的味道有的时候会飘出来，果果已经为此咳嗽了好几个晚上了。开始果果的母亲还以为是孩子感冒了，但是幼儿园里果果就没有事，后来还是果果的母亲试着躺在果果的小床后才发现这股樟脑的味道。

　　其实果果就是属于西医讲的过敏体质的孩子，这类孩子在成长过程中需要注意的东西特别多，这不能玩，那也不能碰，有很多的禁忌。过敏体质，在中医来讲，是脾、肺、肾三脏俱虚。

　　要想改善孩子的过敏体质就应从补肺、脾、肾三脏开始，有味药食同源的山药，主要功效就是补肺、脾、肾三脏之气，可以让孩子每天吃点山药，就是麻山药，《本草求真》中记载山药："入滋阴药中宜生用，入补脾肺药宜炒黄用。""本属食物，气虽温而却平，为补脾肺之阴。是以能润皮毛，长肌肉，味甘兼咸，又能益肾强阴。"

　　《本草纲目》概括山药五大功用"益肾气，健脾胃，止泄痢，化痰涎，润皮……"具有健脾补肺、益胃补肾、固肾益精、聪耳明目、助五脏、强筋骨、长志安神、延年益寿的功效。山药实为补肺脾肾三脏的平和之药，可以长期食用。用山药120克，洗净切片，与粳米100克一同煮粥，以熟烂为宜，让孩子早、晚食用。

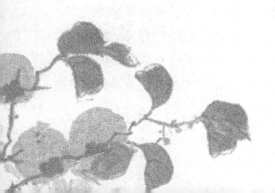

主要适应证：宝宝呕吐

小方：足三里和内关穴

香砂六君子丸，藿香正气水，保和丸

　　小儿消化系统的疾病是我们在日常生活中经常见到的，很多孩子的父母都为这个问题很是头疼。中医认为，小儿是稚阴稚阳之体，脾胃比较弱，饮食不洁（节）常常很快就容易出毛病。我们医院一个老职工的孙子，周末和父母出去玩，中午吃完饭后，下午回到家吃了几颗草莓，然后就开始哭闹起来，他的父母给他冲了牛奶，刚喝了几口他就吐了出来，呕吐的全都是没有消化的食物。孩子父母想也许是吃了什么东西不消化，吐出来就好了。可是后来又吐了四五次，直到把胃吐空，连酸水都吐出来了，还觉得恶心，甚至连喝口水都呕吐了。经过一轮轮的折腾，孩子很乏力，夜里喂了点水，稍微吐点，睡的还可以。第二天，孩子就不进食了，有气无力的瘫软在那里，来医院的时候已经嘴唇发干，还有点发热。大夫开了血常规、肝功化验，最后诊断是急性肠胃炎，输了液，好了一些。第三天仍然有些吐，不太吃东西，于是孩子父母就把孩子抱到我这里来。

对这种胃寒型的小儿呕吐的情况，我开了香砂六君子丸和藿香正气水两种成药，按照说明书的三分之一量给小孩服，然后让家长按压足三里和内关两个穴位。孩子回去以后一天时间基本就没事了，过了两天就又活蹦乱跳了。小儿疾病是医生很棘手的问题，变化多、变化快，但是同时只要治疗得当，很快就能见效，小孩的身体马上就能恢复。一般中药煎成汤剂的味道比较苦，现在的小朋友大部分都不太接受，我在临床上喜欢开一些中成药，这样小儿更容易接受，治疗效果也容易得到保障。

小儿呕吐的情况比较复杂，需要根据小儿的情况具体辨证论治的用药，对于胃寒型的我一般用香砂六君子丸合藿香正气水，胃虚型的单用香砂六君子丸，外感风寒型的则单用藿香正气水。一般的呕吐分内伤外感两个方面，内伤以脾胃不足为主，有些小儿比较瘦弱，面色比较黄，精力不太旺盛，平时食量就很差，这种小儿呕吐给予香砂六君子丸可以起到很好的调补作用，呕吐治好了以后，也应该在小儿饭前继续给一点香砂六君子丸，这样小朋友的饭量能慢慢好起来，身体生长发育也会趋于正常。在外感来讲，小儿着凉了，尤其是夏天贪食冷饮以后，经常出现呕吐，这种呕吐使用藿香正气水往往很快就能见效。

除了脾胃虚和外感之外，最常引起小儿呕吐的原因是饮食没有节制，导致了食滞脾胃继而引起呕吐。因此除了香砂六君子丸和藿香正气水以外，治疗食滞型小儿呕吐的保和丸也是非常常用的。另外还有治疗胃热型的牛黄清胃丸，治疗气郁型的舒肝丸，这些中成药在临床上有时也能用到。一般来说，这些中成药家里可以常备一些，用起来也比较方便，但应当注意，家长还是需要有一些中医的常识，能简单地做到辨证给药，一旦没有效果，还是应当及时到医院就诊。还有小儿的用药量一般要比成人小一些，根据小儿的年龄调整用药的剂量还是十分必要的。在服用中成药的同时，还可以选择一些穴位像足三里、内关等进行按压，可以起到治病和保健的作用，与药物一起来做临床效果还是比较理想的。

穴位提示：

足三里：我们的膝盖下面有一个调肠胃、抗衰老的穴位——足三里穴，当我们把腿屈曲的时候，可以看到在膝关节外侧有一块高出皮肤的小骨头，这就是外膝眼，从外膝眼直下数四横指处就是足三里。还有一种方法，就是正坐屈膝，将对侧手掌心敷贴于膝盖上方，此时食指自然下垂，点触的部位就是该穴。

内关穴：该穴在腕横纹上2寸，可用食、中、无名三指并拢，从腕横纹上数至手指外缘及两筋间即可。

小贴士

常见呕吐有以下几种类型，可以在医生指导下辨证用药

畏寒型——香砂六君子丸+藿香正气水

胃热型——牛黄清胃丸

食滞型——加味保和丸

气郁型——舒肝止痛丸

胃虚型——香砂六君子丸

感受风寒型——藿香正气水

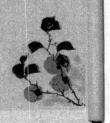

60

鼻血流不止，
独头蒜受追捧成良药

　　止血方法： 用两颗独头蒜，捣烂后敷于脚心，引火下行，出泡后用针尖烧红挑破，贴创可贴固定即可

　　流鼻血可能是几乎人人都有过的经历，要么因为天气太干燥，要么因为抠了鼻子，或者打球时鼻子受到撞击等等。这些人流鼻血都是有明确的原因可查，但有些人流鼻血却没有明显的诱因，而且经常流。这种流鼻血不是简单的"鼻子出点血"，可能是因肺燥血热上行引起的一种顽固性疾病，对人体的损害相当严重，如治疗不当或不及时会诱发鼻黏膜萎缩、贫血、血小板减少、记忆力减退、视力下降、免疫力低下，严重的患者会将血液或血块吸入气管造成窒息。小儿流鼻血可出现上课注意力不集中，学习成绩下降，并会发生溢泪，泪中带有大量血块。长期流鼻血，不仅影响生活和学习，发展下去会引发缺血性休克而危及生命。

　　我有个同事的儿子，每年春季、秋冬交界时常流鼻血，尤其是吃了比较上火的东西后，如油炸类，麦当劳肯德鸡特别容易。流鼻血时左右都有，血象未见异常，一般压迫止血有效，后来只要熬夜就会流鼻血，到医院五官科检查了一下，没有什么问题，他刚查过血常规和凝血因子，也没有问题，但是，他却有反复流鼻血6年的病史，有时坐长途火车时流鼻血，几乎每次乘长途火车都这样，去年冬天开始因为睡电褥子又发生流鼻血，还有最近他又流鼻血了，一流就是一个多小时，而且不停的流，如果不让它流，鼻血就会在鼻孔里、喉咙管里凝成小块状，常让他感觉闭塞，喘不过气来。没有头痛，头晕，眼花等贫血症状，在医院检查，排除了血液病、自身免疫系统疾病，血压也不是很高，均在正常范围内。医生给的治疗方法就是电疗，做手术，还有冰冻。去年10月激光手术治疗后3个月效果不错，可是不久，鼻血又开始流下来了。认为手术也只是治标不治本，有一次聚会上，我亲眼目睹了他流鼻血的样子，颜色鲜红，面部也出现潮红，可能是因为紧张，拿一大叠纸巾捂住鼻子。我回想他的病史，再仔细问了一遍，发现他除了上面说的症状外，还有一个就是呼吸的气自己感觉到很热，鼻翼两旁经常感染糜烂。可以说这种流鼻血不是器质性的病变，也排除了血液系统疾病。从祖国医学上来说，是肺热血逆上行出鼻而流鼻血。有一个治疗的方法叫做引火下行，办法很简单，用2颗独头蒜，捣烂后敷于脚心，出泡后用针尖烧红挑破，贴创可贴固定即可。一个星期一次，连续4次以上。我把这方法告诉他，他坚持连续做了8次就停了，中间没有出现流鼻血，鼻翼两旁也不糜烂了，呼吸出来的空气也没那么热了。观察了半年，也没有出现流鼻血。没想到几颗蒜头就解决了他的老大难问题。

　　独头蒜是一个天然良药，大家都知道蒜是个好东西，各种好处我就不一一说了。而独头蒜的味道要比普通的大蒜更加辛辣，所以蒜香味也更加浓郁。独头蒜捣烂后敷于脚心，也就是我们常常说的涌泉穴，能够引火下行，这个方法我也是无意中发现的。当时去到一外偏僻农村义诊，一个老奶奶告诉我她原来有气喘，后来就是用独头蒜敷脚心后十年没犯过气喘了。经过我询问病史后，发现她其实就是气血上逆引起的气喘。我一听觉得这是引气血下行的好办法，便记了下来。在后来行医的过程中，这个办法屡试屡验。

适应证： 视力低下、眼位异常、异常视网膜对应、拥挤现象、眼球震颤以及双眼单视功能障碍，或伴有斜视、屈光参差、高度屈光不正等其他症状

处方： 枸杞15克，白蒺藜15克，菊花15克，菖蒲15克，熟地15克，女贞子15克，茯神15克，黄精15克，石斛5克

儿童弱视从普通的定义来说就是凡眼部无明显器质性病变，以功能性因素为主所引起的远视力≤0.8且不能矫正者均列为弱视。什么是远视力呢？就是看视力表看不清0.8以下的字表。弱视是危害儿童视觉发育的常见眼病之一，可家长一般很难发现孩子的单眼或双眼患有弱视，因而容易错过给孩子治疗的最佳年龄。

我有个亲戚的儿子，还不到5岁，孩子的行为总和别人家的孩子不太一样，经常倾斜着椅子坐，还在椅子上摇动；常常从椅子上跌倒；而且总是碰到东西，易被绊倒；看东西时总喜欢眯着眼睛。亲戚不知道他是哪出了问题，觉得是大脑发育不好，有点担心。去了医院，医生告诉他们可能是弱视，让他们到眼科找专业医生诊治。结果诊断为儿童弱视，主要是屈光不正。不过幸好发现早，没有错过最佳治疗时期。医生交代说，医学界普遍认为弱视的危害大于近视，因为单纯近视的儿童，看远模糊，看近清楚，视觉细胞和神经还能受到外界物象的刺激而不会衰退，而弱视则不同，由于视觉细胞和神经长期受不到外界物象的准确刺激而衰退，如果不及时治疗，视力便会永久低下，成为单眼视觉或双眼低视力。孩子还很小，不仅视力低下，而且无完善的立体视，这对他日后的升学、择业会有一定影响。为孩子戴近视镜只是个应急措施，而不能彻底解决问题，要想彻底解决问题还必须在此基础上，配合其他方法进行治疗，不然的话，这样的患儿在长大后，即使戴近视镜，视力也会很差。

为了得到更好的治疗，亲戚希望从中医方面调整理一下身体，改善一下身体基础。于是找到了我，我详细问孩子的病情，发现这个眼科医学专家不但正确诊断了弱视，而且还让家长做到知其然而且知其所以然，让父母都了解了孩子的病情，以配合医生的治疗。孩子弱视从中医上来说，主要是先天禀赋不足，肝肾精亏引起的，所以在矫正视力的同时，也要补益肝肾，所以在中药补益的基础上，弱视会更快地纠正。于是我开了这样一副补益肝肾的中药：枸杞15克，白蒺藜15克，菊花15克，菖蒲15克，熟地15克，女贞子15克，茯神15克，黄精15克，石斛5克。半年后，孩子的视力有了明显的改善。

弱视治疗的最佳年龄是学龄前期。治疗大体分为两大类：一是提高视力，二是恢复双眼视功能。中医学从整体上考虑儿童弱视，不但看到了眼睛局部治疗的重要性，也看到了儿童弱视的其他功能障碍。枸杞，白蒺藜，菊花等从不同方面入手以达到涵养肝木，祛风明目的作用，在《药性歌括》中说"蒺藜味苦，翳除目良。"

祖国医学认为"肝藏血"，"肝开窍于目"，"目得血而能视"，说明肝血充盈，则视物精明，能辨五色。而肾为先天之本，阴阳之脏，肾者主水，受五脏六腑之精而藏之，肾的阴阳平衡、精气充沛，才能髓海丰满、目光敏锐。若肝胆亏损、肾精不足，目失濡养，则目睛不明而弱视。正如张景岳所说："肝肾之气足则目精彩光明，肝肾之气乏则目昏蒙眩晕。"其他药物功效基本上是滋养肾阴，以涵养肝木。

经过及时有效的治疗，大部分患者最终可通过戴眼镜，恢复正常视力。

可是有些小孩吃不下中药，这个时候可以加一点糖在中药里，调理一下味道。而且儿童弱视在治疗时需要坚持训练。除了佩带合适的眼镜，还需要注意达到以下问题，否则可能治不好孩子，反而影响了他的学习。目前对两眼视觉功能的训练比较多，有遮盖治疗、视觉功能的训练等。但是，很多弱视儿童的家长对此却认识不清。他们往往只重视对患儿弱视眼的视力训练，而忽视了对其视觉功能的训练。其结果不仅使弱视的治疗效果大大降低，还会影响患儿高级视觉功能的发育和完善。因此，父母一定要重视对孩子视觉功能的训练，平时在训练孩子视力的同时，应对其进行双眼视觉功能的训练。此外，家长还应定期带孩子回医院复查，检查其双眼视觉功能的发育情况，并根据情况及时调整治疗方案。

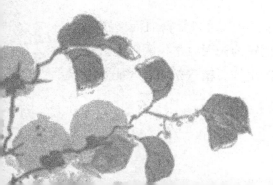

适应证：小儿虫积，小儿环肚脐痛

处方：用乌梅丸安蛔，防出入脑点按足三里，艾灸肚脐

服食南瓜子30克，薏仁米15克，乌梅5克，白芍5克，甘草5克

　　人体寄生虫病是严重危害少年儿童健康的常见病，特别是以蛔虫等为代表的土源性肠道线虫病，在儿童中感染率较高，以5～14岁最高，2岁以下儿童并不少见。但对很多三十岁以上的人来说，"塔糖"已经成为一个遥远的记忆。而在二十多年前，这种用来驱虫的药丸吸引了很多小孩子。与"塔糖"联系在一起的，是一种已经淡出人们视线很久的寄生虫病——蛔虫病。不过近期，关于孩子患上蛔虫病的新闻又多了起来。而有些情况下，无论是"塔糖"，还是现在常用的史克肠虫清，是不适宜小孩服用的，会影响小孩生长发育。

　　同事家小孩小乐，刚18个月大，瘦瘦的，脸色也黄，同事也天天忙自己的工作，竟然没有注意到孩子的变化。一天早上自己玩耍时拉出一条蛔虫（没有大便），有一次性筷子长，比一次性筷子粗的蛔虫。吓得直哭，同事知道他肯定得蛔虫病了。想起孩子以前常常哭闹，有时还捂肚子，竟然没想到孩子是因为肚子疼才哭闹的。可是孩子天天呆在家里，没去过农村，怎么会得蛔虫呢？想起以前平时住在套房里，卫生条件应该是算整洁，玩具也是从专业的店里买的，不应该会有虫卵。仔细想想，觉得孩子喜欢吃空心菜，几次发现自己会把生的空心菜抓到嘴里，估计原因就在这了。我建议他选择中医药治疗，中成药乌梅丸就可以用于治疗蛔虫，同事觉得中药安全一些，于是买了一盒回去给孩子吃。可是孩子嫌药难吃，实际上乌梅丸确实比较难吃。我只好改了办法，丸剂可以捏成更细药丸，用水冲服。另外还可以点按足三里，艾灸肚脐，服食南瓜子30克，薏仁米15克，乌梅5克，白芍5克，甘草5克。

我和同事说，乌梅丸是祖国医学里用于治疗虫积的很有名的方子，古代的人都是用这个方子驱虫。它的组成为：乌梅三百枚，细辛六两，干姜十两，黄连十六两，当归四两，附子六两（炮，去皮），蜀椒四两（出汗），桂枝六两（去皮），人参六两，黄柏六两。这些药磨成粉，加少许酒浸泡一晚，再用熟饭和药一起捣成泥……工序十分繁杂，而这些，都是古人一步步探索得来的。而足三里穴是"足阳明胃经"的主要穴位之一，是一个强壮身心的大穴，传统中医认为，按摩足三里有调节机体免疫力、增强抗病能力、调理脾胃、补中益气、通经活络、疏风化湿、扶正祛邪的作用。这个穴位于外膝眼下四横指、胫骨边缘，有一个简便的取穴方法，就是把手掌心自然搭在膝盖上，五指自然伸开，无名指尖触及的凹陷处就是足三里穴。在我们的肚脐上刚好有一个穴位，叫神阙穴，有温补元阳、健运脾胃、复苏固脱的效果，主治腹痛、久泄、脱肛、痢疾、水肿。在这个穴位施灸一向受到古今中外养生家的重视，多用隔姜灸和隔盐灸两种方法。平时用隔姜灸方便一些，只要取生姜一块，选新鲜老姜，沿生姜纤维纵向切取，切成约0.3厘米厚的姜片，大小可根据穴区部位所在和选用的艾炷的大小而定，中间用三棱针穿刺数孔。施灸时，将其放在神阙（即肚脐），置大或中等艾炷放在其上，点燃。等肚脐局部有灼痛感时，略略提起姜片，或更换艾炷再灸。一般每次灸5～10壮，以局部潮红为度。灸完之后用正红花油涂于施灸部位，可以防止皮肤灼伤，效果会很不错的。

注意事项

　　1.不要吃油腻的食物，服药期间最好吃清淡的，否则不容易排出来。

　　2.根据蛔虫的生长周期，最好在服药停止后一个星期、一个月再次服药，才能根治蛔虫。

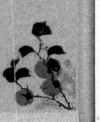

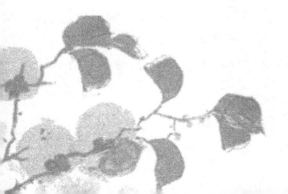

第八章

大国医陈文伯之健康养生堂

63
蛛丝马迹勤观察，
早防早治脑病不可怕

主要适应证：脑病早期防治

小方组成：牛黄祛风汤 葛根10克，地骨皮10克，丹参10克，竹沥水3克，牛黄1克

预防脑病"三大法宝"：山楂、核桃、三七粉

用法：牛黄祛风汤热水冲泡或煎汤服用

　　这章里我向大家说一说脑病的防治。我们临床说"风痨臌膈"是四大疑难病，风，就是中风。痨，就是肺结核。臌，就是肝硬化、肝腹水。膈，就是噎膈，跟食道癌很多病症都比较吻合。这四个病中，发病最快，致残率或致死率最高的就是中风，为四大疑难症之首。

　　我有一个亲戚，是我儿子的姨姥，她爱吃红肉，已经有些类中风的表象了，也没改掉这个生活习惯。后来，脑中风，第一次送医院，最佳治疗期是16天，一定要找好医院和大夫，这个时候治疗效果最好。但是之后她还是没有改掉爱吃红肉的习惯，第二次又中风，中风的规律是一次比一次重，第三次时就彻底卧床了，没办法自理，老年人最怕卧床，老怕伤寒，一卧床体质就虚了，一些合并症就跟着出来了。

那么中风的发病机制是什么?

中风主要发生在40岁以后,中医讲,男子五八四十,阴气各半,中风最主要的机制就是痰瘀,痰浊阻络,导致大脑络脉不通;此外是血瘀,比如多吃油腻肥厚之品,血液循环慢了,出现高血脂、高胆固醇,造成血管瘀阻。最终的结果就是痰瘀互阻,一旦有外因突发,就容易发生中风。

但是中风并不是一点征兆都没有,有几个典型的征兆,大家一定要注意。

第一是手指麻木,这是一个最重要的信号,一旦出现中指麻木,还不理会的话,三年之内必然中风。

第二是突然失语。比如俩人坐着聊天,突然一个人吐字不清或讲话不灵,心里都明白,就是嘴不听使唤了,大概1~2分钟之后就会恢复正常。这也是一个危险信号。

第三个是舌头偏斜。突出舌头不自觉的向左或者向右偏斜。

除了上面类中风的征兆外,还要小心"中风五绝"的症候。就是肝心脾肺肾绝的症候:肝绝,眼睛闭上睁不开;心绝:嘴张开了想合合不上;脾绝:手自然的撒开攥不住;肺绝:鼾声大作;肾绝:小便失禁。

五绝中有三种以上的,一年不治疗,一年两年就有可能致残,或者直接影响生命。

中医说脑中风是"上实下虚",下是指肾。肾虚不能气化了,就会影响到大脑的功能。五脏六腑之精都得藏到肾精中,所以首先治肾,具有兼顾其他五脏六腑的作用。

在这里我提供一个临床上治疗和预防脑中风的小秘方:牛黄祛风汤。

葛根10克、地骨皮10克、丹参10克,以上药物煎汤冲服牛黄或人工牛黄1克。如果热象明显的人还可以加3克竹沥水。

地骨皮补肾阴,而且降脂、降压、降糖,具有三降功能。

丹参,是心脑血管病中都要用的一味中药。

葛根，现在治颈椎病的中药"玉风宁心"就是把葛根片提炼出一种黄酮的物质，可以扩张心脑血管、颈动脉。现在很多脑中风不是心脑血管造成的，而是从颈动脉瘀阻了，一下子脑中风，所以预防，不是单纯的预防心脑血管瘀阻，还要加上颈动脉。此外，葛根还有通督脉的作用。

牛黄清热、芳香开窍祛痰。

这几味药对已经出现手麻、血压升高不适者，预防脑中风，可一天一付，用开水泡，上午泡一杯半天喝了，牛黄把它喝了就行了。过了中饭后，再泡一杯只喝药水。晚饭后再泡一杯水，一天三杯水共约1000～1500毫升。坚持用药。注意不要太生气，生气时换位思考一下，你就自然少生气，全家和睦都开心，也避免中风的发生。

这个方子最好是第一煎先用开水泡，然后再煮二十分钟左右，第二煎可以加些温水进去，开锅后再煮20分钟，二煎合在一起分二次服用。如果没条件煎药，冲服也可以，但效果没煎药来的好。

这个方子心脑血管病吃起来都比较安全。所有的脑血管病，包括动脉硬化、老年痴呆都有效果。但孕妇要禁服。因为牛黄是大凉的，孕妇要忌服。如果痰迷热象特别重，痰出不来可以适当的加一点竹沥水。不要多加，因为太凉。

这个方子一定不要加大量。药量不是越大越好，一定要安全用量。中医治病最怕治一经损一经。不要把这个病治好了，把那个病勾出来了，这是中医的大忌。

预防其它脑血管疾病我给大家带来三件法宝：

一个法宝是核桃，补肾。

第二个法宝是三七粉，活血化瘀。

第三个法宝是山楂，活血强心降脂降压。

以上三种是药也是食品，核桃生吃为好。特别对脑病生的比熟的效果好。一天2～4个为宜。体质弱的、消化不好的可以早晚各吃1个。体质好的可以吃4个。

山楂可以泡茶泡水，然后冲服三七粉。三七有碱性作用，山楂是酸性作用，胃溃疡患者慎吃山楂。山楂用量3～5克，山楂片5～6片，不要超过7～8片。山楂有消肉食的作用。

以上三种食物搭配可以起到养肾养脑的功用。

64

养好肾护好肾，
千病可防也易解

主要适应证：肾病初期，慢性肾炎，痛风

小方组成：肾病初期　丹参30克，坤草30克，生蒲黄10克，熟军10克，黄芪30克，茯苓15克，人参5克，车前子15克，泽泻10克，虫草菌5克

推荐：羊奶保养好我们的肾

我们经常形容水，说水利万物而不争，水为生命之源泉，水性柔曲通大道，水滴柔弱可穿石，水聚成海纳百川，生生不息厚天下。"

中医非常恰当的把肾比喻成水脏。就是说人没有水就不行。肾主收藏，藏人体的五脏六腑之精气。如果肾气已经不足了，就证明五脏六腑也就衰竭了。

人有三宝，精气神。这个精指的是人体的精气。更重要的肾精、肾阴，它是原精、原阴，是人体最重要的、最宝贵的。

中医说内肾就是腰子，这就是西医所说的双肾。内肾的代偿能力非常强，一个肾也能够生儿育女。中医还强调外肾。外肾就是主管人体的生殖系统，生殖、生育也归在肾的范畴。外肾的二大功能：一是生活，夫妻要有性生活。二是生育。

任何一种疾病，如果不早发现、早治疗，发展到最后必损及肾。一旦损及肾了，难度就很大了。中医也说有五不可治。一为唇黑，代表伤肝了；二为缺盆穴平，代表心已经受损了；三为脐出，肚脐出来了脾脏已经受损；四为足下平，意指脚底长平了（扁平足除外）代表到了下焦伤了肾脏了；五为背平（水牛背），都看不出脊突，代表已经伤及到肺了。

中医有"五不治"，意思是当水病（肾脏的各种疾病）发展到这个阶段的时候，中医认为基本上就不可医治了，所以肾病最重要的是早发现早治疗。

肾病有先期症状，临床中有肾病的人先期征兆都有水肿，水肿就是肾病病人的一个典型的体征，几乎所有肾病病人在发病时期都出现过水肿。初期时可能只是眼睑水肿，随着病情的加重，发展至全身。除此之外，肾病病人一般还具有一些其他的特点，比如腰酸、乏力、神疲、嗜睡，大家可以根据这些特征综合着自我判断一下。

水肿问题很复杂。现在认为当前主要是营养过剩，蛋白摄入太高。一天的蛋白高了，对人体的肾是不利的。针对早期肾病的病人用的方子：丹参30克，坤草30克，生蒲黄10克，熟军10克，黄芪30克，茯苓15克，人参5克，车前子15克，泽泻10克，虫草菌5克。

张仲景说"血不利，则为水。"所以药方中用活血药丹参，打通气血，使水的路道打开。

坤草就是益母草。调精养血、活血化瘀。另外，活血药都有一定的增强肾的功能，具有降低尿素氮、肌酐的作用。

黄芪补肺气，因肺主一身之气。人参可大补元气，包括补肾气。茯苓健脾利湿利水。虫草菌补肺补肾。这几味药属于君类。

泽泻、茯苓、车前子都是利水消肿的中药。

上面的汤药方，煎煮一天2次。有时间煎3次。第一煎大火开锅后文火煎

20分钟后倒出汁，第二煎同理第一煎。第三煎还有17%的疗效，所以强调煎三次。三次药汁合在一起，服用时没时间吃2次，有时间吃3次。因为药到人体6小时以后就没劲了，所以最好一天吃3次。人参要先煎半个小时后再跟其它群药合在一起煎。虫草菌应该冲服。

慢性肾炎上面的方子太大了。可将方子改小方：黄芪15～30克。党参15到～30克。白术茯苓各10克。吃一段时期不行要找医生。慢性肾炎就是蛋白多。

有些人有单纯痛风，单纯痛风没有肾衰，就用络石藤、秦皮各10克。这是专降夜尿酸的。不要等到大拇趾头红肿走不了再治就晚了。如果有肾衰又有痛风严重，自己用上面的方子，即肾病早期治疗小方再加上络石藤、秦皮。

外治肾衰还有保留中药灌肠法，这个方中用大黄15克，丹参30克，益母草30克。在家里自己怎么灌肠？把上述药煎两遍约150～200毫升。药装在吊瓶中，挂在衣架上，病人侧卧，塑料管插入肛门，打开夹子，药液就灌到肠子里头。灌完以后一定要保存半个小时以上。

很多人问我，如何在生活中保养好我们的肾？我给大家推荐羊奶。羊奶不像牛奶那么热，不是高热量，蛋白比牛奶低。一位肾衰的病人，十几年前，没有接受其它的治疗，就只喝我推荐的天然的鲜羊奶，每天200毫升，不要过量，天天坚持，一直活到74岁才过世。

李时珍在《本草纲目》中讲到羊奶润肾。治消渴（糖尿病），特别是肾虚、肾燥的，肾为水脏，太燥了是不行的，羊奶有润肾之功。

夏季补肾建议吃地骨皮，它补肾阴。也可以吃桑葚，一次10克，20个左右即可。

小贴士：

请在医生的指导下正确使用文中提到的方药。

65

肝病发生不太妙，
小方调理远离它

主要适应证：肝病养护 早期肝硬化调理

小方组成：肝病养护用药膳醋烹泥鳅

早期肝硬化调理小方"柴胡软肝散"

185

中医认为肝是藏血的脏器，肾是藏精的脏器。精可以化血，血可以化精，所以肝肾是同源的。

有了肝病必然影响脾，吃什么都不香了，张仲景："知肝传脾必当先实脾。"治肝病首先要考虑脾胃的受伤。所以肾也要管脾。

现在乙型肝炎反复率很大，反复说明跟饮食结构、情志、工作劳累、压力都有一定关系。

我认为治疗肝病不能只治肝，而是应该同时注意肾和脾的调养。这样才能达到最好的效果，这就是中医"肝肾同源，肝脾同治"的治疗理念。

"肝肾同源"，是指肝肾的结构和功能虽有差异，但其起源相同，生理病理密切相关，可采用"肾肝同治"的治疗法则。在先天，肝肾共同起源于生殖之精；在后天，肝肾共同受肾所藏的先后天之精的充养。

"肝脾同治"是因为中医认为肝属木，脾属土，它们在生理上互相依赖，病理上互相影响，很容易导致肝脾同病，所以在治法上主张肝脾同治。

肝病病人要特别注意饮食，有时候一条黄鱼就能引发危险。我过去治疗的一位肝硬化腹水的病人，本来病情已经稳定，就是因为吃了一条大黄鱼导致大出血去世，所以对于肝病病人而言，鱼虾肉蛋这些中医所说的发物，一定要少吃或者不吃。再就是一定要谨遵医嘱，要不然再好的药、再好的医生也不管用。

肝病一定要早预防、早治疗，治疗一定是肝脾肾同治。同时还要注意，肝病要有饮食禁忌，避免"发物"，如辣椒、羊肉、虾。我们知道肝硬化腹水的病人，特别是晚期肝癌，必须忌口。

中医说的发物指的是辛温的，辛辣的。辛辣对肝脏不好，肝是阴脏，喜欢疏导、喜润，不喜欢辛辣。此外，还有就是羊肉，羊肉补肾壮阳，它本身是辛温的食品。肝脏喜润，它怕热怕腥。这些发物富于营养或有刺激性，特别容易诱发某些疾病，尤其是旧病宿疾，或加重已发疾病的食物。发物禁忌在饮食养生和饮食治疗中都具有重要意义，在通常情况下发物也是食物，适量食用对大多数人不会产生副作用或引起不适，只是对某些特殊体质以及与其相关的某些疾病才会诱使发病。

按照食物的不同种类，我们常见的发物主要分5种：

1. 食用菌类。主要有蘑菇、香菇等，过食这类食物易致动风生阳，触发肝阳头痛、肝风眩晕等宿疾，此外，还易诱发或加重皮肤疮疡肿毒。肝病的人尽量不吃像这种蘑菇、香菇类的，过食一定不好，过食会引动肝风。

2. 海鲜类。主要有带鱼、黄鱼、虾、螃蟹等水产品，这类食品大多咸寒而腥，对于体质过敏者，易诱发过敏性疾病发作，如哮喘、荨麻疹，同时，也易催发疮疡肿毒等皮肤疾病。越是深海鱼类发性就越大，如黄鱼要注意。

3. 蔬菜类。主要有竹笋、芥菜、香椿、辣椒等，这类食物易诱发皮肤疮疡肿毒。春天可以吃点芥菜，韭菜。但是肝病的人，要注意特别是香椿和辣椒都是大发之物。

4. 果品类。主要有桃子、杏、花生、芒果等，前人曾指出，多食桃易生热，发痈、疮、疽、疖、虫疖诸患，多食杏生痈疖，伤筋骨。

5. 禽畜类。主要有猪肉、鹅肉、驴肉、牛肉、羊肉、蛋类等，这类食物主动而性升浮，食之易动风升阳，触发肝阳头痛、肝风脑晕等宿疾，此外，还易诱发或加重皮肤疮疡肿毒。

上面的是高热食品，它对肝有影响。特别是羊肉还有蛋类，现在异型蛋白过敏的人很多，这种人连鸡蛋您都得少吃。

我推荐肝病病人可以食用醋烹泥鳅这道药膳，对肝病有一定疗效。泥鳅二两洗净去内脏，香瓜蒂10个，用酱油、盐、糖少许炖煮20分钟以上，出锅前5分钟淋入3勺米醋。

肝病可以吃泥鳅，因为泥鳅生活在沼泽的泥坑里头，它能通百窍，能够帮助肝起到疏泄的作用。醋是养肝的，香瓜蒂也是养肝的。《本草纲目》中也说到泥鳅有活血化瘀的作用。泥鳅肉细嫩，没有什么脂肪。

肝病病人也要注意肝硬化，肝硬化腹水中医叫臌胀。在中医书籍中，没有肝硬化腹水的病名，只有与肝硬化病相类似的症状。《灵枢·水胀》篇云："鼓胀何如？"歧伯曰："腹胀身皆大，大于肤胀等也。""色苍黄，腹筋起，此其候也。"肝硬化腹水不及时治疗会变成肝癌，肝癌一发现都是中晚期，存活率非常低。所以我们说肝硬化是所有肝病的临界点，大家必须要注意。家族中有这个病史的人特别要小心，您比其他人容易得这些病。

到肝硬化阶段一定要到医院去，应该有一个系统的治疗。治疗稳定后如果不想再去医院，可以用下面验方来维持，起一个辅助的作用。

我有一个早期肝硬化日常调养的小方叫"柴胡软肝散"。柴胡6克，焦白术6克，当归6克，丹参6克，红参5克，黄芪10克。上述药物水煎药汤冲服三七粉1克和鳖甲粉3克。对早期肝硬化有一定的效果，方剂的用量是中小剂量。

187

第一味柴胡：解热治感冒，疏肝解郁。有增强人体的免疫机制作用，不是单纯解热。在这里起到疏肝解郁的作用。因为肝硬化还存在一个情志的问题。

第二味白术：健脾、养胃、化湿。

第三味红参：大补元气，养肝保肝5克。如果怕热就减半。不要太怕人参，量太大了时要注意，宁肯少吃不能多吃。如果手脚怕热就用一半。如果手脚冰凉怕冷，就用5克。它可以使肝细胞再生，养肝保肝人参是最好的药物。

第四味黄芪：补肺气，也补中气，增强免疫机制。黄芪还可以预防感冒、预防很多疾病。在这里用它就是为了增强体质，让它自身能够真正把这个病给缓解了。

第五味当归：最好的产地是甘肃。

第六味丹参：活血化瘀。一味丹参相当于四物汤，当归和丹参这二味药主要起到使肝逐步软化。所以现在肝硬化也能治好，大家不要害怕，包括肝硬化腹水都可以治愈。

第七味三七粉：如果你不用人参，可以用三七代替人参。三七既止血又活血化瘀，还有软肝补气的作用，对肝硬化非常好。一天用1克。

第八味鳖甲粉：鳖甲入肾补肝肾，软坚散结。包括肝癌，有时会开到30克，它软坚散结，滋阴补肾，养肝肾效果特别好，是柴胡软肝散中的一味重要药物。

还有一味中药叫龟板，龟板其实就是龟的腹板，咸、寒，都入肝肾，虽然两者很像，但是作用却不一样，龟板主要用于滋补心肾、安神效果好。大家在使用时注意区分。

小贴士：

药物一定要在医生的专业指导下使用。

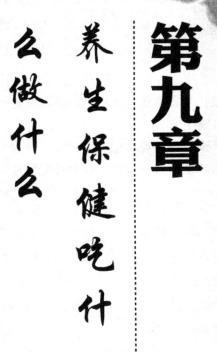

第九章 养生保健吃什么做什么

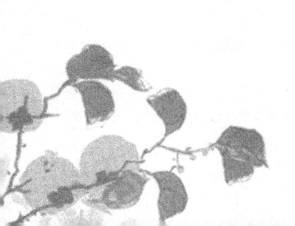

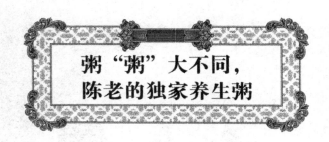

粥"粥"大不同，
陈老的独家养生粥

主要适应证：对高血压、高血糖的患者都有一定的保健功效，而且还具有一定的防癌作用

小方组成：薏仁米30克，红小豆10克，糯米10克

用法：各材料洗净后一起熬煮40分钟后服食即可

　　我的一个同事，才40多岁，工作繁忙，平时也不怎么锻炼身体，身体也越来越发福，最近几年重了10多斤。本来就血糖也偏高，一直没怎么注意，新近经常感觉头晕，测了几次血压，发现血压不稳，常常血压偏高，心想那么年轻，却一身的病，惆怅得很。下班吃饭，就和我聊起这事。我告诉他，高血压、高血糖本来应该是老年人才得的病，这就成了未老先衰了，其实这是长期面临压力，工作繁忙的亚健康状态导致的，年轻的时候没觉得什么不适，到了40岁，症状就出来了。从中医来讲，头晕又叫"眩晕症"，如果发生在中青年人身上，多考虑是由痰湿引起的，痰湿是一种邪气，主要是由脾胃虚引起的。

　　中医理论认为，脾胃乃后天之本，脾主四肢，常年不锻炼，四肢气血运行不畅，又常常在外面吃油腻食品，容易形成脾胃虚弱，有水湿。应该健脾利湿，调脾胃，加上注意运动，让营养物质充分吸收代谢，帮助脾胃恢复功能，不过也不能太过心急，恨不得运动两天就恢复身体健康了。我觉得同事现在年龄不大，像这种高血糖、高血压将来可能长期用中成药或者西药没个尽头，应当注意养生，于是我给他开了一道养生粥作为药膳：薏仁米30克，红小豆10克，糯米10克，各材料洗净后一起熬煮40分钟后就可以随时服用了。他抱着试试看的心态，让他母亲每天给他熬粥。晚上回家，也有意识的做一些运动，比如快走，慢跑，打乒乓球等。慢慢的，他感觉精神好多了，虽然血压还是有点偏高，但总算是平稳了下来，血压最高时也没开始的时候那么高了。他说，继续坚持，希望有一天能通过生活方式的改善，把各种指标都控制好。

其实，城市白领阶层生活节奏很快，饮食结构也不尽合理，很多朋友工作都很繁忙，经常疲劳，好不容易休周末，也是在家睡觉或者出去玩，很少有意识去锻炼身体。有些人需要维持与客户的关系，经常需要饮酒，高脂肪饮食，不知不觉将军肚就出来了。中医认为这是痰湿体质，是脾胃受损引起的。古代医家认为"脾为生痰之源"，脾虚容易生痰是中医界的共识。从现代医学的角度来说，每天摄入能量过多，消耗少，能量以脂肪的形式堆积体内，渐渐的人的体型增大，需要较高的血压才能满足身体血液供应，于是心脏代偿性的升高血压，导致高血压的出现。

养生粥的方子虽小，但蕴藏的中医哲理思想却是十分微妙的。李时珍在《本草纲目》中提到："薏苡仁，阳明药也，能健脾益胃……能胜水除湿。"薏苡仁除了能健脾外，还可以利尿。北方人喜欢用薏米做成薏米饼，其实这个薏苡仁就是薏米，超市一般都有售。红小豆煮粥，有健脾胃，利水湿的作用，在超市也很容易买到。现代研究中发现红小豆含有多量纤维，对于治疗便秘有一定的效果，还可以促进利尿，此两种成分均可将胆固醇及盐分对身体不必要的成分排泄出体外，因此被视为具有解毒的效果。通过增加排便和利尿，有利于体内毒素的排出和血压的下降。养生粥中加入糯米，最好不要用普通米代替。糯米含有蛋白质、脂肪、糖类、钙、磷、铁、维生素B₁、维生素B₂、烟酸及淀粉等，营养比普通大米丰富，最重要的是，糯米偏温补，它能中和薏苡仁的偏凉性。每天早上晚上各一晚养生粥，长久坚持，对身体只有好处，没有坏处，所以可以长期作为食疗的方子。

营养小贴士

养生粥的妙处，在于它介于饭、菜和汤三者之间，有饭的饱腹之功，有菜的美味爽口，也不乏汤的营养开胃。既适合做早餐，也适合做夜宵，因为粥中的淀粉充分地与水分结合，既提供热能，又不乏大量水分，极易消化，还为身体补充水分，有效防止便秘。每日早起，食粥一碗，空腹胃虚，谷气便作，所补不细，又极柔腻，与肠胃相得，最为饮食之妙诀。喝粥使肠胃得到滋养，却不会增加消化系统的负担，也不致导致肥胖。

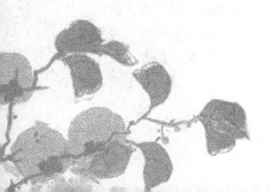

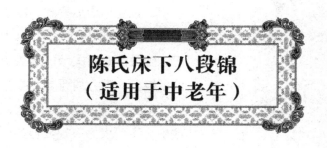

陈氏床下八段锦
（适用于中老年）

一、白猿伸臂、舒筋活络

预备式：两脚平稳站立与肩等宽，双目平视前方，呼吸自然，做到心静神安，气贯丹田，使之形神相俱。

起式：两手下垂呈虚握拳式，迈出左下肢形成弓字形向前迈进一步，右后脚绷直；同时，左后臂向前上方高于头部15～20公分掌心向上，使掌指关节、腕关节、肘关节、肩关节内翻转向外伸展极至掌心翻而向下伸出，

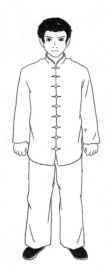

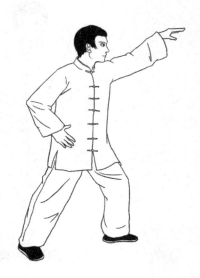

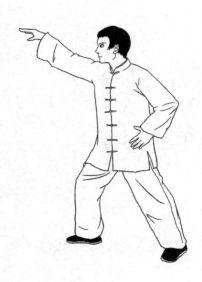

停留三秒钟后，右腿弓形向前迈进一步，左腿形成后绷式，右手向前上方高于头部15～20公分，掌心向上，使掌指关节、腕关节、肘关节、肩关节内翻转向外伸展极至，掌心翻而向下伸出，

以此往复6～12次为宜，此功全身应放松，不可大力，呼吸自然，坚持练功，可放松局部肌群，有效调节肩、颈、腕、肘、掌指各关节，舒筋活络，调和气血，适用于办公室工作的人群。

二、掌推石门，气贯双掌

预备式：同上

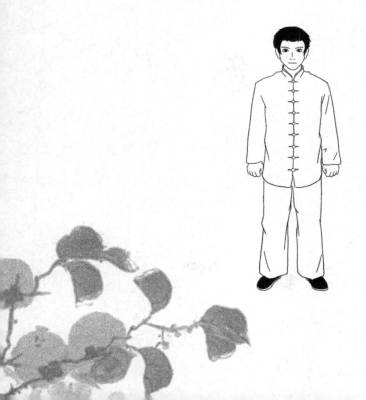

起式：两臂掌心向上，翻至胸位时，

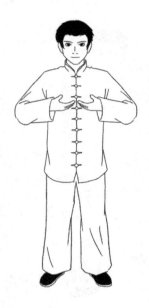

左腿弓形向前迈进一步，同时两手掌向前推进如推门式，

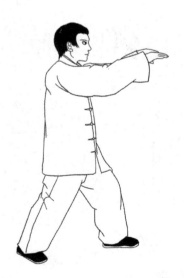

肩、肘、腕放松伸展，向前推掌。

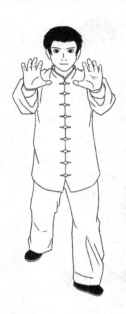

然后两手如抓重物拉回至胸，

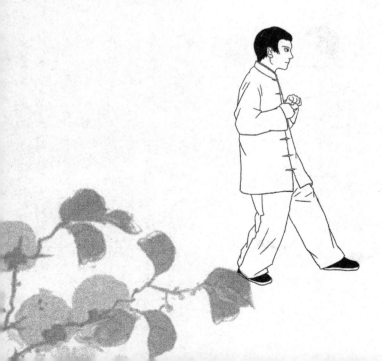

更换右腿弓形向前迈步，

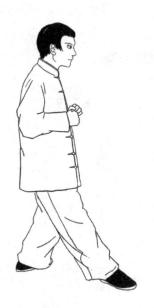

双掌如推石门，掌心向前推掌，意气已到不可用力，

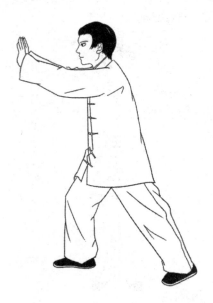

做6～12次为宜。依据体力不可强行，做到意到气到，非蛮力到。常练此功可通调气血，强筋壮骨，调和脏腑，增强体质。

三、平衡十步，稳定心肾

预备式：同上

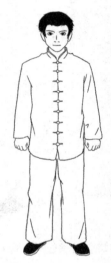

起式：两上肢十字平展至肩，

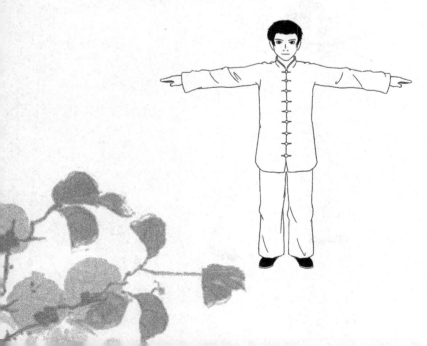

左下肢迈步向前，

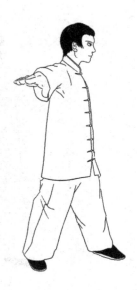

弓形抬腿，然后脚背向前方伸平，停三秒钟，全神贯注，气贯涌泉，

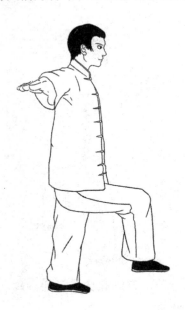

脚放下；右下肢迈步向前，

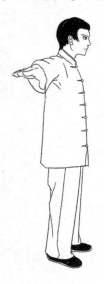
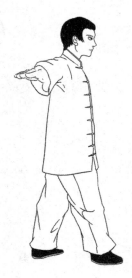

弓形抬腿，然后脚背向前方伸平，停三秒钟，全神贯注，气贯涌泉，脚放下；

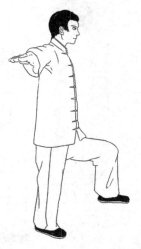

左右脚往复十次为一节。常练此功可交通心肾，降压安眠。

四、捞月托天，调和阴阳

预备式：同上

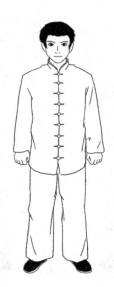

起式：双手垂直与肩宽，

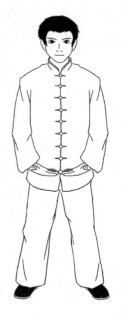

弯腰下身两上肢下移，如在"水中捞月"，

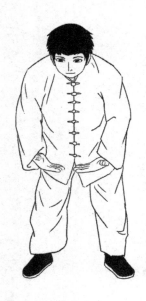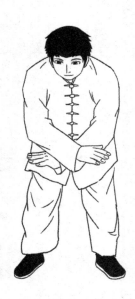

然后直腰双手掌上翻至头顶，手心向上仰望天空形成托天式，

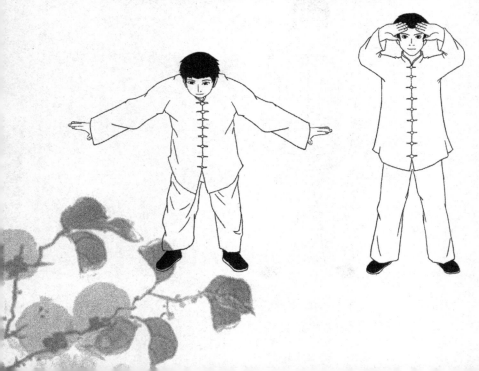

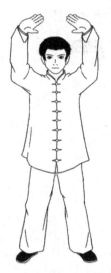

上下往复六次为一节。常练此功，可安脾胃，调和三焦。

五、双手推云，稳如泰山

预备式：同上

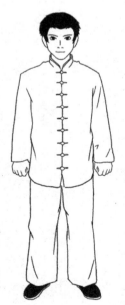

起式：以太极拳云手式，两手如抱球，

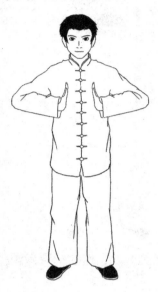

左腿迈前一步，

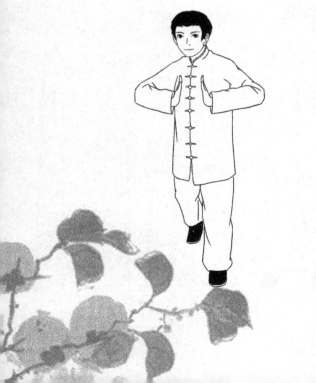

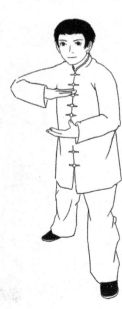

右手掌心齐眉，左掌下行至右少腹，

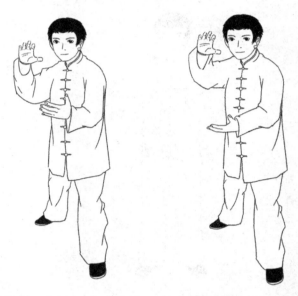

右足向左横上半步，足尖虚点，随之腰身左转，同时中心亦逐渐由右腿移至左腿，目视左掌食指。

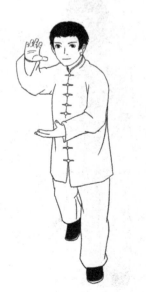
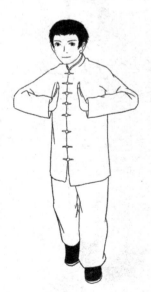

然后右手云手，

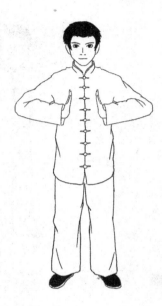

右腿迈前一步，

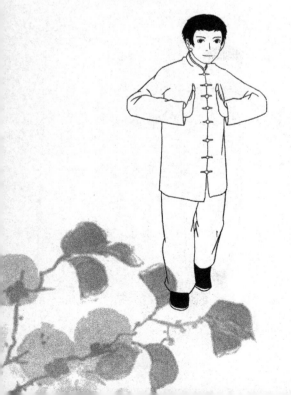

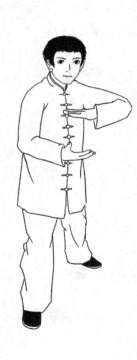

左手掌心齐眉，右掌下行至右少腹，

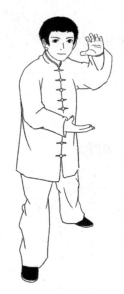

左足向右横上半步，足尖虚点，

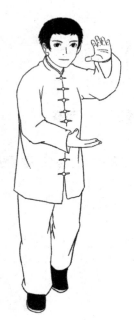

左右手云手6～12次为宜，上下手如抱圆球，始终保持绷意，上手齐眉肩，下手齐腹，做到上下相随如抱圆球，形如白云飘动，滚动向前。做到意到、气到、神到，气贯丹田，稳如泰山。

六、劈山救母，泰山压顶

预备式：同上

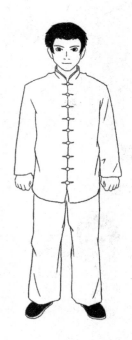

起式：左右掌如劈山状，左掌抬高，左下肢后退一步绷紧，

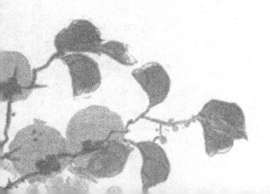

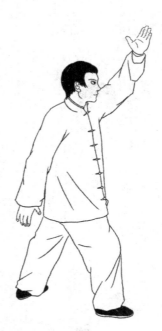

气贯左掌猛然向下如"劈山救母之势";

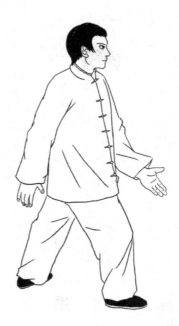

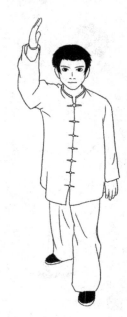

之后，右掌抬高，右下肢后退一步绷紧，

气贯右掌猛然向下如"劈山救母之势"，

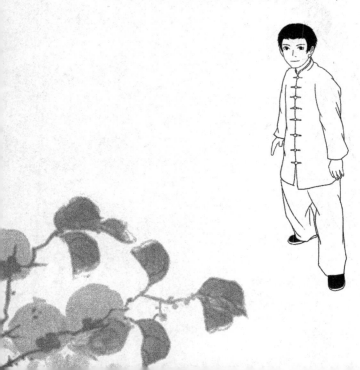

左右掌交替12次为一节。常练此功，退可守神，安如磐石。

七、扶膝蹲起，强筋壮骨

预备式：同上

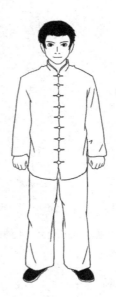

起式：双手稍用力扶双膝关节缓慢下蹲，

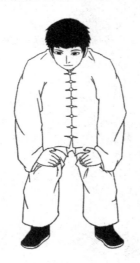 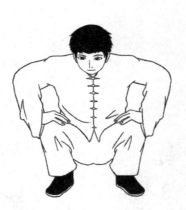

然后缓慢立起，

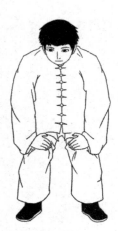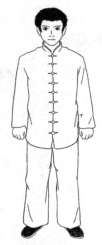

可以补益肝肾，强筋壮骨，上下蹲起十次为一节。

（注意：体弱年老患有严重的高血压、心脏病者不宜练此功）

八、稳定五脏，调和气血

预备式：同上

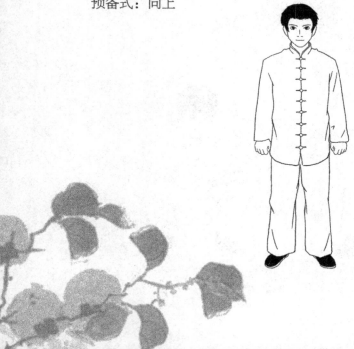

起式：双上肢随腰部转动，而左右前后揉捏，做到极至放松，左肢在前，右肢在后，

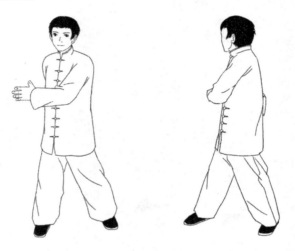

从下肢至中脘、前胸、肩背、然后按次序下至前胸、中脘、下肢，上下前后左右，12次为一节。

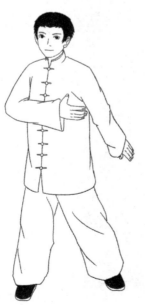
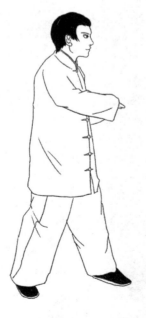

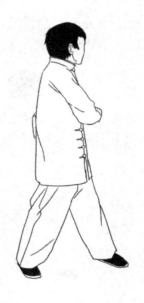

　　此时此刻全身极致放松，形神合一，可疏肝解郁，养心安神，疏通气血，延年益寿。

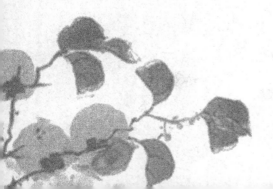